MOTIVATION BOOK

Cynthia Kafka

3 MOIS
pour avoir mon corps de rêve

MOTIVATION BOOK

Cynthia Kafka

3 MOIS pour avoir mon corps de rêve

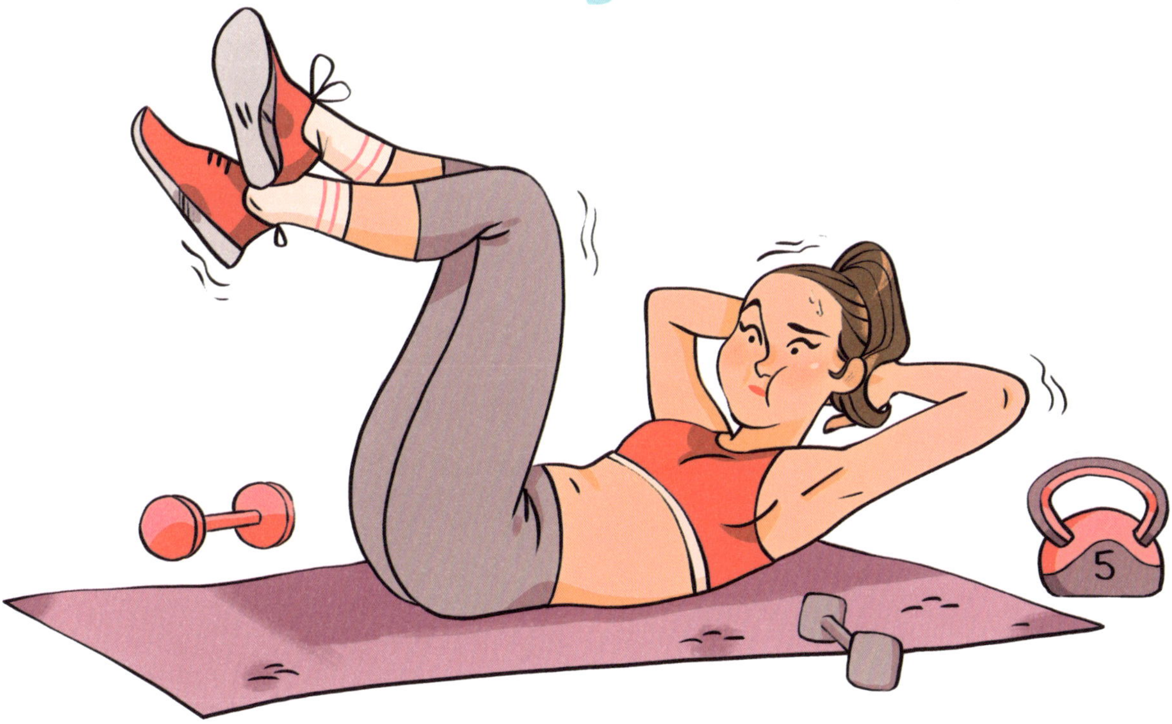

hachette BIEN-ÊTRE

Sommaire

HELLO!

Un jour, mes enfants m'ont distancée pendant une promenade. Je me suis alors rendu compte que je n'arrivais plus à les suivre sans être essoufflée comme un bœuf asthmatique qui venait de courir un marathon (je vous laisse imaginer la scène).

En rentrant, je me suis regardée dans le miroir, sans aucun vêtement mais avec objectivité : j'étais «grosse». Comme un bébé labrador qui grandit sans s'en rendre compte et qui continue à sauter dans les bras de son maître, j'avais pris des kilos et des formes sans m'en apercevoir vraiment.

Certes, j'avais bien vu qu'il me fallait trois tailles de plus pour mes pantalons, mais je continuais à me diriger avec allégresse vers le rayon taille 38. Je me disais que les grandes enseignes découpaient vraiment de plus en plus mal leurs vêtements. #MauvaiseFoi.
C'est vrai aussi que je ne faisais plus les magasins pour moi, parce que j'en avais assez de rester coincée dans ce joli combi-pantalon à l'intérieur de la cabine d'essayage tout comme je n'allais plus à la piscine, que je découpais méthodiquement les étiquettes à l'intérieur de mes fringues après chaque achat…
C'est vrai enfin que je ne mettais plus que des robes parce que les pantalons me faisaient mal au ventre ou retombaient systématiquement en roulant autour de mes hanches.

Je faisais un déni de prise de poids, mais je me disais que lundi, j'allais m'y mettre. Et que comme on était dimanche, j'allais d'abord en profiter pour faire le plein de gras.
Le lundi, je tenais hyper bien la cadence, je sentais déjà ma graisse se faire la malle… jusqu'à l'heure du goûter où, la faim me tenaillant, je cédais à l'appel du chocolat. Bon. Lundi prochain, promis, juré, craché, ce serait le bon, le vrai top départ.

Hum hum. Et puis il y a eu ce déclic. Ces enfants qui courent plus vite que moi, moi qui ne peux pas les suivre.

J'ai fait le point sur ma vie, sur mon corps. J'ai analysé les raisons de cette prise de poids, j'ai listé les motifs. J'y ai ajouté les raisons pour lesquelles je devais me reprendre en main et assaisonné le tout d'objectifs à atteindre et de sources de motivation.
Je me suis lancée. Rééquilibrage alimentaire, sport, rituels, communication autour de moi sur ma démarche pour obtenir le soutien de mon entourage… J'ai noté, j'ai mesuré, j'ai parlé, j'ai transpiré et les premiers kilos sont partis d'eux-mêmes, comme envolés, pratiquement sans efforts. Forcément, les mauvaises habitudes effacées, mon corps me remerciait.

Au bout de trois mois, j'avais perdu 12 kg, et j'avais surtout gagné en motivation, en confiance en moi, et en capital joie.
Je découvrais ce nouveau corps, le mien, celui que j'avais commencé à me créer, moi toute seule (#MoiJeEnModeFierté). J'ai pu me poser, regarder en arrière, voir le chemin parcouru pour regarder de nouveau devant moi, pour repartir la tête haute vers la suite de cette transformation : affirmer ce nouveau corps, le sculpter, l'affiner.

Ces trois mois se sont révélés décisifs. Ils ont été le moteur de ma machine de guerre, celui qui m'a permis d'apprendre à aimer de nouveau mon corps, à en être fière.
Ces trois mois sont essentiels dans une prise de conscience par rapport à soi, à son alimentation, à sa pratique sportive.
Et si, ces trois mois, on les passait ensemble ? Vous avez besoin de soutien, de motivation, de la petite étincelle du déclic ? Tout est là, dans ces pages, pour vous aider.

Alors, on se met au défi ?

Approche holistique

Il n'existe aucun régime miracle. Il n'existe aucun secret pour avoir le corps dont on rêve. Le faiseur de miracles, c'est VOUS. C'est votre mental, votre volonté, votre courage et votre détermination. C'est VOUS et vous seule qui pouvez déplacer des montagnes. C'est vous et vous seule qui vous connaissez, et qui, grâce à ce guide, allez apprendre à vous connaître davantage encore.

Le courage, la motivation, l'envie, autant de notions essentielles avec lesquelles nous allons avancer ensemble, ces trois prochains mois. À l'issue de ce trimestre, vous n'aurez pas le corps de Kate Moss (encore heureux, d'ailleurs), mais vous aurez acquis les bases pour faire évoluer sereinement votre corps de la façon dont vous le souhaitez... et vous aurez suffisamment travaillé sur votre mental pour accepter la beauté qui se trouve (d'ores et déjà) devant vous, là, dans le miroir.

Vous avez peut-être des formes trop généreuses, des bourrelets que vous jugez disgracieux et des kilos en trop qui vous gâchent la vie mais vous n'êtes pas seule !

Dans la vie d'une femme au métabolisme « normal » (c'est-à-dire qui ne grossit pas en regardant un carré de chocolat ou qui ne reste pas un haricot vert en s'empiffrant du matin au soir), il y a toujours des variations de poids. En règle générale, on n'est JAMAIS contente de ce que le miroir nous renvoie comme image (c'est comme pour la nature de ses cheveux, jamais satisfaite !).
Alors, en modelant soi-même le corps dont on rêve, plutôt que de le subir, on ne peut que plus facilement l'appréhender, l'aimer, l'assumer.

Imaginez un objet que vous fabriquez vous-même. Vous y passez du temps, vous cherchez les matériaux les plus nobles, vous vous y écorchez les doigts, vous y réfléchissez, vous analysez, vous transpirez aussi. Parfois, vous en avez marre, vous vous demandez « à quoi bon ? »... et puis un jour, vous le finissez.
Il est forcément imparfait... mais vous l'avez modelé avec votre âme, alors forcément, vous ne pouvez que l'aimer.
Eh bien votre corps, c'est pareil ! En vous donnant les moyens de le sculpter à votre image, tout en ayant conscience du travail à fournir et en sachant que vous devez prendre soin de la matière première, à savoir vous-même, vous ne pourrez qu'être fière des résultats obtenus.

Avez-vous envie de changer vos habitudes alimentaires et votre train-train quotidien pour vous sentir enfin bien dans vos baskets ? La réponse est sûrement oui. Pouvez-vous y arriver ? La réponse est un immense OUI. Le courage, la ténacité, la motivation sont là, en vous. Ce livre vous livrera les clefs pour accomplir de grandes et belles choses.

Je ne vous souhaite pas bonne chance pour ces trois prochains mois, vous n'en aurez pas besoin. Vous allez voir, vous allez aimer... vous allez VOUS aimer !

Pourquoi trois mois ?

Vous vous dites peut-être que trois mois ne suffiront pas si vous avez plus de 15 kg à perdre, et vous avez raison. On le sait, on nous le dit et le répète depuis des années : perdre trop rapidement, c'est courir le risque de tout reprendre à la moindre incartade. C'est ne se laisser aucune marge de manœuvre et accentuer les privations, et ainsi notre frustration. Le but de ce manuel n'est donc pas de vous faire perdre 40 kg en trois mois, loin de nous cette idée (saugrenue).

Trois mois, c'est un trimestre (waouh la logique !) mais cela correspond aussi à une saison. Prenez cette période comme telle. En automne, les feuilles des arbres tombent pour en faire un arbre plus fort ; ce guide sera l'automne pour votre corps, une façon de lui enlever toutes les feuilles. À moins que vous ne décidiez qu'il soit plutôt votre printemps : faire éclore ce corps que vous dépréciez depuis bien trop longtemps. C'est beau les métaphores, non ?

Mais avant tout, c'est le temps nécessaire pour se défaire des mauvaises habitudes et pour vous rendre compte qu'elles étaient mauvaises. Vous verrez, dans trois mois, lorsque vous sentirez les lourdeurs à la fin d'un repas gras, vous vous apercevrez que ce n'est pas si bon !

Trois mois, c'est aussi le bon timing pour voir les effets sur votre corps et pour apprécier la transformation dans le miroir. Trois mois, ce n'est pas très long, et c'est positif pour votre mental de vous donner des objectifs à court terme.

Enfin, en trois mois, on espère bien que vous réussirez, si ce n'est pas déjà le cas, à soigner et embellir LE point essentiel : l'estime de soi.

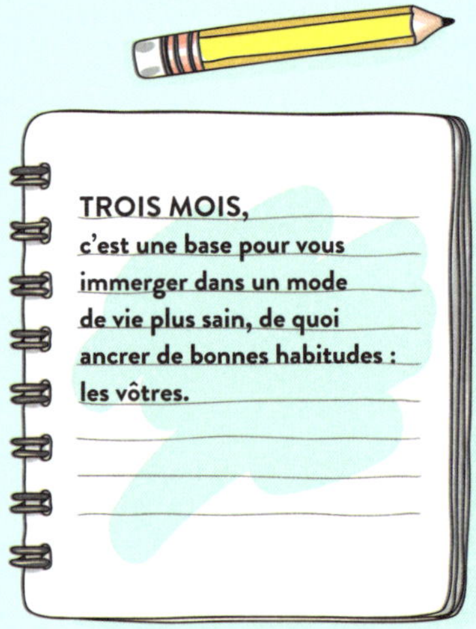

Comment utiliser ce motivation book ?

Ce motivation book a été divisé en mois et en semaines afin de vous donner des repères dans le temps. Néanmoins, les textes qui jalonnent l'ouvrage peuvent être lus indépendamment les uns des autres.

Dans un premier temps, découvrez le sommaire, feuilletez-le : certains sujets vous interpelleront immédiatement et vous aideront dès le début de votre reprise en main, d'autres ne vous serviront peut-être pas du tout.

Volontairement, chaque semaine se construit sur des temps forts :
- **une citation** pour vous booster;
- **un objectif** facilement atteignable à conserver ensuite dans vos habitudes;
- **une petite astuce** pour tous les jours;
- **une to-do liste** de la semaine, à remplir selon votre emploi du temps;
- **une recette healthy** pour varier les plaisirs;
- **un conseil motivation** parce qu'on en a toujours besoin;
- **un point sport** pour vous donner des idées;
- **un top conseils** pour les repas qui sortent du quotidien;
- **un témoignage**.
  Quelques conseils divers se sont également glissés dans les pages de ce guide.

L'objectif réel de ce motivation book, c'est de vous aider, d'être votre soutien, de vous faire sourire, et de vous déculpabiliser. Vous êtes un être humain, avec ses réussites et ses échecs, une vie remplie de projets, de moments de joie et d'autres où ça va moins bien. Aucun conseil n'est un ordre, aucune consigne n'est une marche à suivre à la lettre.
On y a parsemé de la bienveillance et de vrais conseils de femmes qui ont galéré pour transformer leurs corps comme elles le voulaient. On l'a saupoudré de sourires et d'idées pour que vous ne lâchiez pas.

Utilisez-le comme un journal de bord. Réinventez-le, prenez les idées qui vous parlent, interrogez-vous sur celles qui vous font froncer les sourcils, rayez les aliments qui vous débectent (après avoir goûté quand même, rappelez-vous qu'il faut toujours essayer !), rajoutez vos essentiels. Cornez-le, surlignez-le, soulignez-le, ajoutez des smileys sur les bonnes semaines, des notes sur ce qui vous semble important.

Ce guide, comme votre corps, est LE VÔTRE.

Allez-y à votre rythme. Seuls comptent votre bien-être et, point essentiel, votre santé.
Prenez plus de temps si nécessaire, mais surtout, n'allez pas plus vite que la musique, pour ne pas que le disque s'enraye (hashtag « Je vous parle d'un temps que les moins de vingt ans ne peuvent pas connaître » !).

Mes indispensables healthy : CUISINE

J'ai noté ici ce qui me semblait primordial dans une cuisine. Ce sera ensuite à vous de vous créer votre propre liste d'indispensables, mais vous verrez qu'au fur et à mesure des semaines, les automatismes vont venir d'eux-mêmes. Pour avoir plus de détails sur la liste de courses, reportez-vous à la page 25 !

LA BALANCE DE CUISINE : selon le rééquilibrage alimentaire que vous avez choisi (voir p. 26), il sera peut-être important, dans un premier temps, de peser vos aliments. Même si vous avez décidé de faire attention sans suivre de régime particulier, connaître les quantités qu'on met dans l'assiette peut être essentiel pour se rendre compte de ce qu'on mange. Par exemple, pesez la portion de pâtes que vous prenez habituellement et essayez, petit à petit, de la réduire.

LE CARNET/LES NOTES DE VOTRE TÉLÉPHONE/UN FICHIER INFORMATIQUE : utile pour noter ce que vous mangez et dresser une liste des aliments qui vous rassasient plus facilement que d'autres, mais aussi pour noter POURQUOI vous avez craqué sur ce chocolat (ou ce paquet entier de gâteaux !).

LES AROMATES : menthe, basilic, cannelle, paprika, herbes de Provence... tout ce qui pourra donner du goût à vos aliments... sans calories !

DE LA JOLIE VAISSELLE : parce que le plaisir de manger passe aussi par le regard ! Et que prendre plaisir à manger ne signifie pas manger plus, loin de là !

DES LÉGUMES SURGELÉS : parce qu'ils n'ont pas perdu leurs vitamines et qu'ils peuvent remplacer les vrais légumes au pied levé si besoin !

DES FRUITS ET DES LÉGUMES FRAIS : et ça se passe de commentaire, non ?!

DES YAOURTS NATURE (OU 0 %) : ils seront l'allié de vos envies sucrées !

DES BISCOTTES : elles vous éviteront de boulotter l'intégralité de la baguette de pain !

DES AMANDES, NOIX OU RAISINS SECS : caloriques, sans conteste. Mais ils font du bien à l'organisme, calent mieux qu'une friandise et se marient très bien avec les yaourts !

DES FÉCULENTS : riz, pâtes, quinoa, blé (de préférence complet)... vous allez en avoir besoin !

DES SACHETS DE THÉ OU DES INFUSIONS : pour celles qui auraient du mal à boire de l'eau dans la journée, le thé, c'est bon... et vous trouverez des thés détox très sympas !

Mes indispensables healthy : SPORT

Tout dépendra de votre condition physique au départ, de vos habitudes en termes de sport. J'ai dressé une liste d'essentiels, mais bien évidemment, si vous choisissez de vous mettre à la boxe, il faudra ajouter les gants (et le protège-dents !).

UNE BONNE PAIRE DE BASKETS : pour marcher, courir, faire du cardio... ne lésinez pas sur leur qualité, elles devront vous tenir bien aux pieds !

UNE BRASSIÈRE DE SPORT : histoire d'éviter d'être gênée par une poitrine qui se fait la malle... ou qui fait mal !

UN COMPTEUR DE PAS : montre connectée, podomètre ou simplement le compteur sur votre smartphone, peu importe ! L'essentiel est que vous puissiez voir combien de pas vous faites approximativement dans la journée... pour réussir à en faire plus !

UN TAPIS DE SOL : c'est toujours plus agréable que le carrelage froid et cela sera utile régulièrement !

DES ÉCOUTEURS OU UN CASQUE : pour pouvoir écouter de la musique ou des livres audio quand vous marchez ou courez.

UNE CORDE À SAUTER : ce n'est pas cher et si vous n'avez pas le temps de faire du cardio, ça fera largement l'affaire !

UNE BOUTEILLE D'EAU OU UNE GOURDE : parce que s'hydrater, c'est essentiel !

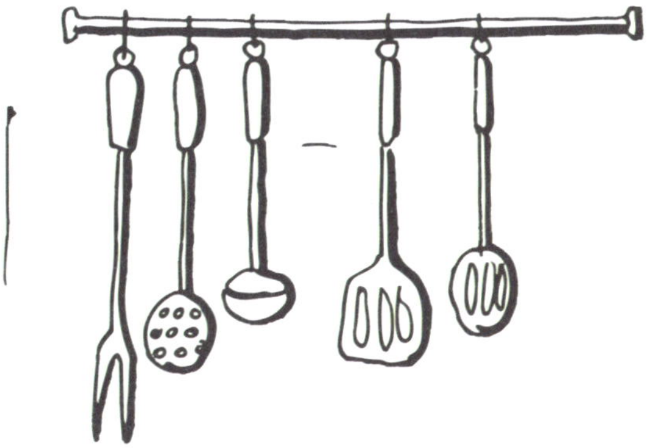

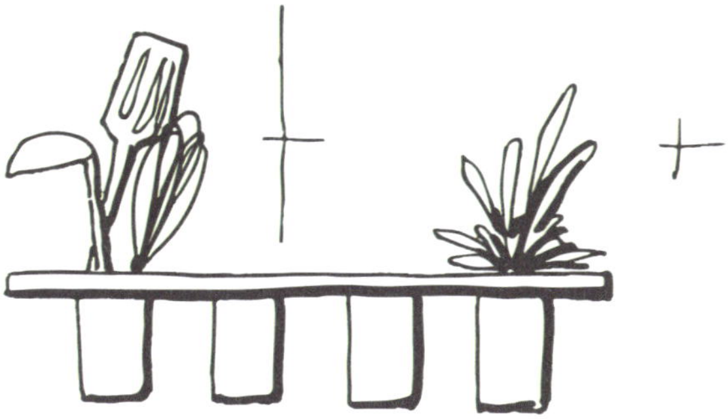

Mes indispensables healthy : MOTIVATION

Parce que la motivation, c'est le maître-mot de cette aventure! Tout au long de ce motivation book, vous allez découvrir des astuces pour vous motiver et vous remotiver. Mais d'ores et déjà, voilà de quoi vous aurez besoin avant de commencer :

CE GUIDE : normalement, c'est ok, vous l'avez sous les yeux!

DES PHOTOS : on en reparlera mais les photos sont hyper importantes, alors ne fuyez pas l'objectif, et prenez-vous en photo sous toutes les coutures. Dès aujourd'hui!

DES REPÈRES VISIBLES DE VOS EFFORTS ET PROGRÈS : vous pouvez utiliser les tableaux de ce livre (à la fin de chaque mois), mais en plus, il peut être judicieux de trouver un moyen visuel pour juger de ce qui a été fait, et de ce qui reste encore à faire. Découvrez quelques idées p. 47.

UN PÈSE-PERSONNE : qui sera LE pèse-personne de référence (le poids peut varier d'une balance à une autre et cela risquerait de provoquer fausses joies ou cris d'angoisse!). Préférez une balance à écriture numérique, plus fiable que les balances à aiguille qui, même si elles sont jolies, sont néanmoins plus facilement soumises au mouvement.

UN MÈTRE RUBAN : totalement indispensable pour se mesurer régulièrement, il sera un point de motivation supplémentaire les jours où la balance nous désespère!

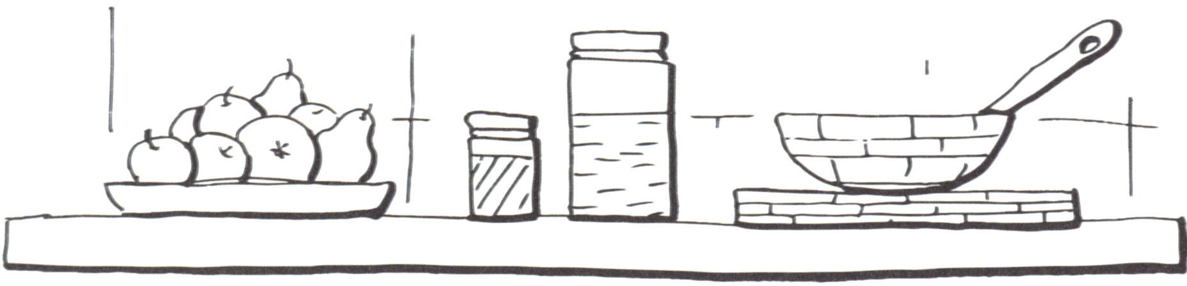

Ma liste d'indispensables healthy

(à remplir au fur et à mesure !)

- [x] *Ce motivation book !*
- [ ]
- [ ]
- [ ]
- [ ]
- [ ]
- [ ]
- [ ]
- [ ]
- [ ]
- [ ]

Prête ? (Feu, go, partez !)

Parfois, il arrive qu'on ait envie mais que la motivation nous fasse défaut. Fatigue, déprime, situation personnelle ou professionnelle instable… quand on n'a pas les bonnes fondations, c'est plus compliqué de construire quelque chose de suffisamment solide pour tenir sur la durée.
Au contraire, on peut alors se perdre dans les échecs et se dire : "J'ai tout essayé, et rien ne marche." BIM. Dégringolade dans l'échelle de l'estime de soi et perte de confiance assurées.

Êtes-vous prête ? Répondez à ce petit questionnaire :

Est-ce que j'ai envie de changer, de faire évoluer mon corps ?

*

Est-ce que je le fais pour MOI ?

*

Est-ce que je ressens déjà de l'excitation à l'idée de m'y mettre ?

*

Est-ce que j'ai envie de me donner les moyens de réussir ?

*

Est-ce que mes proches vont me soutenir ?

*

Est-ce que je suis prête à être fière de moi ?

*

Si vous avez répondu OUI à la majorité des questions, vous êtes prête… alors c'est parti !

Mes motivations

Liste à cocher et à compléter ! (À regarder aussi souvent que nécessaire pour ne pas flancher !)

- [ ] Je veux me sentir mieux dans mon corps.
- [ ] Je veux rentrer dans une tenue spéciale (mariage, anniversaire...).
- [ ] Je veux me mettre au sport pour me faire du bien.
- [ ] Je veux me prouver que je peux le faire.
- [ ] Je veux retrouver mon souffle.
- [ ] Je veux pouvoir porter ce que je veux.
- [ ] Je ne veux plus avoir mal au dos.
- [ ] Je veux être en meilleure santé.
- [ ] Je veux participer à des challenges sportifs.
- [ ] Je veux retrouver mon corps d'avant-grossesse.

12 semaines = 12 défis

Il y a des objectifs plus facilement atteignables que d'autres. Dans ce manuel, vous trouverez un objectif par semaine, qu'il conviendra de respecter et d'ajouter au fur et à mesure aux objectifs déjà acquis. Prenez-les comme des défis, c'est plus ludique et ça vous donnera une petite motivation supplémentaire !

1. Faire 10 minutes minimum de sport par jour (exemple : challenge gainage - voir p. 51).

2. Réaliser au moins 8000 pas par jour.

3. Mâcher lentement ses aliments et prendre conscience de ce qu'on mange.

4. Poser ses couverts entre chaque bouchée au moment des repas.

5. Ne pas grignoter en dehors des repas.

6. Dormir au moins 7 heures par nuit (8 heures ce serait parfait !).

7. Préparer ses menus à l'avance pour la semaine.

8. Ne se peser qu'une fois par semaine (oui, c'est dur !).

9. Prendre un bon petit déjeuner.

10. Boire de l'eau tiède citronnée avant le petit déjeuner.

11. Tester un nouveau sport.

12. Faire un « truc » pour se sentir belle.

Le lexique de la remise en forme

Parce qu'il y a des termes que vous allez retrouver souvent, que ce soit dans les pages de ce guide, dans les magazines ou sur les blogs que vous suivrez (peut-être) pour vous aider durant ces prochains mois, je vous propose un lexique.

APPORT ÉNERGÉTIQUE JOURNALIER : c'est ce dont notre organisme a besoin au minimum pour être en forme.

AET : si vous trouvez cet acronyme, il s'agira des apports énergétiques totaux pour une journée.

IMC : l'IMC est une mesure du poids d'une personne et de sa masse graisseuse par rapport à sa taille, qui indique si le poids de la personne peut nuire à sa santé (source OMS).

CALORIES : ce sont les réserves d'énergie données à notre organisme en mangeant. Nous dépensons des calories tout au long de la journée (et même la nuit). Pour garder un équilibre alimentaire, il faut manger le nombre de calories nécessaire à notre organisme : ni trop, ni trop peu. Mais attention, ce n'est pas si simple... car toutes les calories ne se valent pas !

PROTIDES, LIPIDES, GLUCIDES : il s'agit des nutriments contenus dans certains aliments et dont a besoin l'organisme pour bien fonctionner.

• Les protides sont essentiels dans l'alimentation car non produits par le corps. Dans les protides, on trouve trois sous-familles : protéines, acides aminés et peptides. Ici, par souci de compréhension, on parlera plus facilement des protéines. Les protides peuvent être d'origine animale (viande, poisson, œufs, fruits de mer) et végétale (céréales, légumes, fruits secs).

• Les lipides sont composés d'acides gras. Il existe des acides gras saturés, monoinsaturés ou polyinsaturés. Les premiers sont à éviter le plus possible et les seconds à privilégier.
Les lipides sont contenus dans des aliments d'origine animale comme le beurre, la charcuterie (pour les acides gras saturés) et dans les produits végétaux comme les huiles végétales et certains fruits secs, à privilégier dans l'apport lipidique journalier.

Bon à savoir : pour une alimentation équilibrée, on a besoin de 10 à 27 % de protéines, 35 à 40 % de lipides et 50 à 60 % de glucides (source : Agence nationale de sécurité sanitaire de l'alimentation, de l'environnement et du travail).

• Les glucides, contrairement aux lipides et aux protides, peuvent être fabriqués par notre corps à partir des autres nutriments. Il vaut mieux piocher dans les glucides à « index glycémique » bas, contenus notamment dans les fruits (fructose). À consommer raisonnablement.
S'il est très intéressant de découvrir tout ce que contient notre alimentation, il n'est pour autant pas essentiel de faire une analyse complète de chaque aliment que vous ingérez pour réussir un rééquilibrage alimentaire ! Encore une fois, chacun y va à son rythme !

POIDS DE FORME : ce serait le poids à atteindre pour se sentir bien, sans aucune valeur d'IMC. Bref, le poids que vous aurez atteint quand vous vous direz : « Waouh, mais attends, c'est qui la bombasse dans ce miroir ? Mais c'est MOI !!! »

Selon l'ANSES (Agence nationale de sécurité sanitaire de l'alimentation, de l'environnement et du travail), on aurait besoin d'environ 2 000 calories par jour ; un chiffre qui varie bien sûr en fonction de notre corpulence et de notre activité physique.

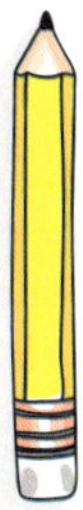

mois 1

Le mois « coup de boost »

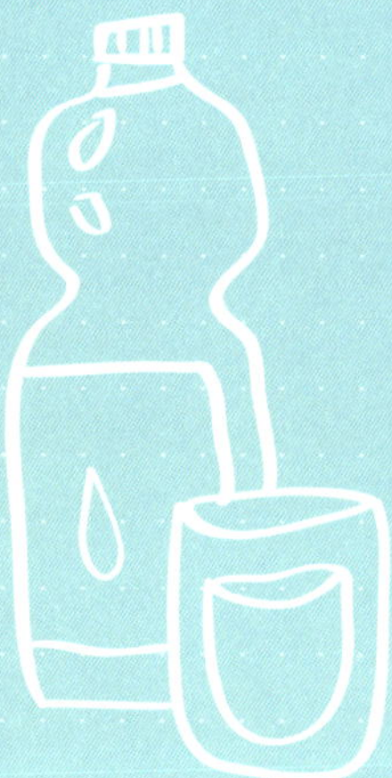

CE PREMIER MOIS VA ÊTRE LE RÉVÉLATEUR. C'EST LE MOIS À RETENIR, LE MOIS DU TOURNANT DÉCISIF, CELUI QUI AURA VU NAÎTRE VOTRE ENVIE, VOTRE VOLONTÉ, VOTRE MOTIVATION.

C'est le mois où il va falloir réfléchir à ce que vous consommiez jusqu'à présent, mais aussi à comment modifier vos habitudes pour vous tourner vers du plus healthy. C'est aussi, très certainement, le mois où vous verrez le plus de progrès s'afficher, et le plus de kilos s'envoler, d'autant plus si vous n'aviez pas de vraies bonnes habitudes alimentaires jusqu'à présent.
PROFITEZ-EN !

À partir du moment où vous êtes décidée, plus d'excuses pour vous freiner. Ici, l'adage "reculer pour mieux sauter" est absolument faux ! Qu'on soit lundi, vendredi ou même dimanche, la reprise en main commence MAINTENANT.
Oui, c'est un peu direct, mais concrètement, combien de fois nous sommes-nous gavées de confiseries au prétexte que "Lundi, je m'y mets"? Ne comptez pas, on n'a pas assez de doigts !

C'est maintenant. Ce ne sera peut-être pas parfait, on aura encore l'excuse de ce qu'il y avait "à finir dans le frigo avant que ce soit périmé, ce serait ballot de le jeter", mais on va pouvoir en profiter pour faire l'inspection de la cuisine. Et puis, il vaut mieux commencer imparfaitement que ne pas commencer du tout, non ? La réponse est oui !

Alors, même s'il est 16 h, on lâche ce chocolat et on se jette à pieds joints dans ce premier mois !

OOOH... ON LÂCHE LE CHOCOLAT ON A DIT !

On peut
tout ce
qui ne dépend que
de notre
volonté.

-MARCEL PROUST-

Le DÉFI de la Semaine

Cette semaine, fini le « larvage » sur le canapé !

En tout cas, pas avant
d'avoir (un peu) transpiré !
Rendez-vous à la rubrique
Se (re)mettre au sport en douceur (p. 28).
Une fois par jour, vous allez… bouger !

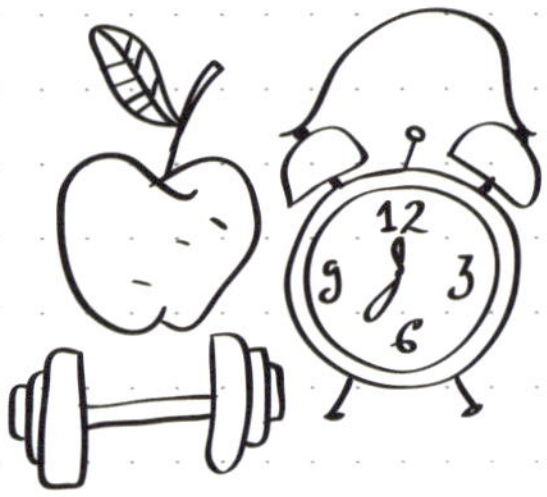

ALORS HOP, AU DÉFI :
Coloriez une étoile à chaque jour réussi !

☆ ☆ ☆ ☆ ☆ ☆ ☆

ASTUCE DE LA SEMAINE

Préférez faire vos courses au drive plutôt qu'en magasin où les tentations sont plus fortes. (Et histoire de gagner du temps aussi !) Même pour les courses au drive, ne faites votre commande que le ventre plein, cela vous évitera de jeter dans le caddie virtuel des friandises !

La TO-DO LISTE de la Semaine

- ☐ Je me pèse.
- ☐ Je prends mes mesures et je les note.
- ☐ J'écris des objectifs réalisables en termes de poids/mesures/envies.
- ☐ Je me prends en photo avant de commencer.
- ☐ Je regarde mon frigo et j'analyse ce qu'il ne faut PAS racheter.
- ☐ Je fais une liste de courses plus saine.
- ☐ Je me remets au sport en douceur.
- ☐ Je réfléchis à ma façon de manger : pourquoi est-ce que je craque sur ce petit gâteau ?
- ☐ Je pèse ce que je mange ou je commence à baisser les quantités.

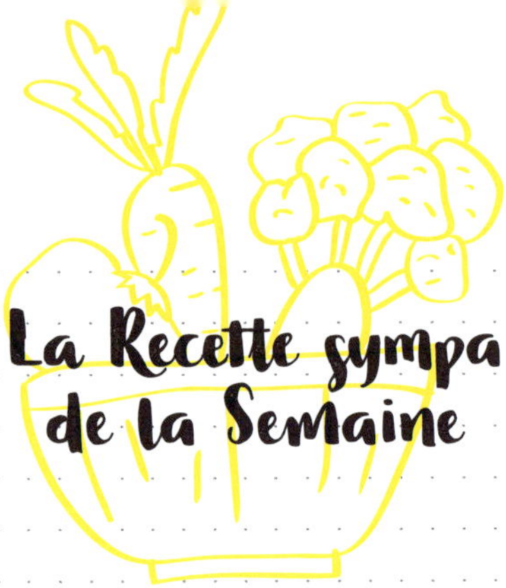

La Recette sympa de la Semaine

LE RIZ AUX CREVETTES ACCOMPAGNÉ DE COURGETTES

C'est mon plat préféré, parce qu'il est facile à faire, peu calorique et qu'il a déjà maintes fois fait ses preuves niveau satiété ! On y retrouve des féculents (riz), des légumes, des protéines (crevettes).

POUR 1 PERSONNE

- 150 g de riz blanc
- 100 g de courgettes
- 1 c.s. d'huile d'olive
- 120 g de crevettes cuites décortiquées
- 2 pincées de curry
- 1 pincée de paprika
- Sel

1. Faites chauffer de l'eau salée (moins il y a de sel, mieux c'est!) pour le riz.
2. Pendant ce temps, découpez les courgettes en rondelles.
3. Versez le riz dans l'eau et pendant sa cuisson, faites revenir à l'huile d'olive dans une poêle les crevettes et les courgettes.
4. Ajoutez le curry et le paprika puis le riz, et mélangez dans la poêle, en continuant la cuisson.

ET HOP, C'EST DÉJÀ PRÊT !

Ce plat n'apporte que 400 kcal, et il cale pour une bonne partie de l'après-midi !*

*Nombre de kcal donné à titre indicatif.

L'inspection de la cuisine + check-list de courses

Allez, hop ! Direction l'œil du cyclone, le nerf de la guerre, le lieu de toutes les tentations... la cuisine !

Vous le savez déjà, certains aliments devront être oubliés ou réservés pour les petits moments plaisir.

Les confiseries, les chocolats de Pâques, de Noël, de Mamie Simone... Ceux-là, c'est direction le tiroir des enfants (quand on a des enfants) ou dans un gâteau pour donner aux collègues le lendemain (ils seront contents et vous aurez le droit de croquer dans une part... on n'est pas des tortionnaires, on l'a déjà dit).

Il y a d'autres aliments qui se sont planqués sournoisement, donnant l'impression qu'ils ne sont plutôt pas mauvais... alors qu'ils nous trahissent! Ceux-là, il va falloir les traquer et les remplacer par des meilleurs, bien sûr!

Comment? Le mieux, c'est d'apprendre à connaître l'ennemi, en apprenant à décrypter les paquets.

Je ne vous parle pas d'une analyse approfondie, mais juste de regarder le nombre de calories, dans un premier temps. Au fur et à mesure, vous pourrez vous intéresser également aux lipides, aux protéines et aux glucides... Vous verrez que c'est super intéressant (si, j'vous jure!).

Tenez, par exemple, regardez un Petit Beurre. C'est pas terrible, c'est un peu sec dans le gosier, on se dit donc que ça doit le faire. Que nenni : 425 kcal/100 g de biscuits; à ce tarif-là, autant manger un pain au chocolat qui sera moins calorique! Non, on ne vous force pas à manger un pain au chocolat!

Alors on regarde ce qu'on a dans le frigo, on vire les sodas, le trop gras, on fait table rase de nos anciennes mauvaises habitudes... et si on a un doute, on vérifie sur des sites qui nous montrent le nombre de calories par aliment. Moi, j'utilise les-calories.com, mais vous verrez que petit à petit, vous commencerez à connaître les aliments que vous consommez le plus souvent.

Sur la même impulsion, créez votre première check-list de courses, en vérifiant au préalable combien de calories contiennent les produits que vous prenez régulièrement.

N'oubliez pas : on a le droit de consommer du gras, du calorique... mais accompagné de produits plus soft et plus sains! Le but n'est pas de se restreindre, mais de commencer une nouvelle façon de consommer!

Concrètement, quel « régime » je choisis ?

Régime alimentaire (nom masculin) : un régime alimentaire définit la façon dont un organisme se nourrit (définition issue de Wikipédia).

Si ce guide est là pour vous donner quelques conseils repas, sport et motivation, il n'en demeure pas moins que selon votre objectif, vous ressentirez peut-être le besoin de vous tourner parallèlement vers une autre forme d'accompagnement.
Personnellement, je suis anti-régime, et quand j'utilise ce terme, je le conçois selon la définition donnée plus haut. Je dis que je suis « au régime » parce que ça va plus vite que d'expliquer que je suis actuellement en « rééquilibrage alimentaire, à l'écoute de mon corps et en apprentissage constant de ce que je mets dans mon assiette » (ce qui fait nettement plus « prout-prout ma chère », avouons-le).

Si le « régime alimentaire », au sens de restriction alimentaire, fonctionne sur du court terme, il peut aussi être synonyme de frustrations (du fait des restrictions) et provoquer le célèbre effet yo-yo si on le finit et qu'on reprend nos habitudes passées (à moins d'avoir une volonté de fer et de repasser ensuite sur un rééquilibrage alimentaire plus en phase avec une bonne alimentation quotidienne).

Le rééquilibrage alimentaire, lui, donne les bases d'une alimentation saine, et à vie. Il se construit en deux phases :

D'abord, le rééquilibrage alimentaire en tant que tel, où l'on ingère moins de calories qu'habituellement, et qui s'accompagne d'une perte de poids et d'une tonification du corps (si on l'allie au sport).

Une fois nos objectifs atteints, il y a la phase essentielle qui consiste à stabiliser son poids, en gardant les bonnes habitudes acquises.

Pour la première phase, vous aurez donc peut-être besoin d'une aide extérieure : rééquilibrage par la chrononutrition, grâce à des applications comme My Fitness Pal® ou Le Secret du Poids® ou un rééquilibrage alimentaire à points, ou, encore mieux, chez une diététicienne qui pourra vous suivre et vous expliquer vos choix en direct...

EN BREF

Choisissez ce qui semble vous convenir le mieux, du moment que vous vous sentez bien dans votre tête. Le reste suivra. Dans la mesure du possible, évitez surtout les régimes drastiques qui pourraient vous épuiser, vous frustrer et donner le contraire de l'effet escompté.

La photo : pourquoi ?

On peut se peser, se mesurer, se regarder de haut, de bas, de biais, de travers et même de derrière dans le miroir, il ne reste quand même pas mieux que les photos pour se rendre compte des progrès et des transformations. Rappelez-vous l'image du bébé labrador qui ne s'est pas vu grandir que je vous donnais en début d'ouvrage.

Vous ne vous êtes pas forcément vue prendre du poids, des hanches ou de la culotte de cheval. Plusieurs fois, alors que je recueillais des témoignages pour ce livre, on m'a dit : « Un matin, je me suis réveillée et j'étais grosse. » Et c'est pratiquement ça.

Et puis, peu à peu, on prend conscience de notre corps, et… le dégoût à se voir en photo s'installe. Avouez-le, vous préférez être derrière l'objectif que devant, non ?

Pourtant, je vous assure, il va falloir y passer.

Parce que si vous vous observez tous les jours dans le miroir, vous ne verrez pas les transformations de votre corps, concentrée que vous êtes à traquer les moindres défauts.
De même les gens qui vous côtoient quotidiennement ne réaliseront pas vraiment les changements, alors que ceux qui vous voient aujourd'hui et qui vous reverront dans trois mois n'en croiront pas leurs yeux.

Donc, prenez-vous en photo aujourd'hui, en sous-vêtements et/ou dans des vêtements « test » (ceux que vous remettrez à chaque fois). Au moins une photo de face et une de profil. Vous n'êtes pas obligée d'aimanter ces premières photos sur le frigo pour vous servir d'électrochoc, on n'est pas des tyrans ! Cachez-les, si vous le souhaitez, pour mieux les ressortir plus tard, quand vous aurez déjà fait des progrès, ou laissez-les dans un dossier de votre téléphone pour pouvoir ensuite faire des avant/après.

Chaque semaine, prenez-en une nouvelle, en prenant soin de bien noter les dates. Vous ne pourrez pas jouer au jeu des 7 différences immédiatement, ne nous emballons pas. Mais d'ici un mois, vous verrez déjà les résultats… et ce sera une source de motivation supplémentaire lorsque vous aurez envie de lâcher (même si je suis sûre que cela n'arrivera pas !).

Tenez, par exemple, je ne suis jamais aussi fière que lorsque je regarde ces deux photos :

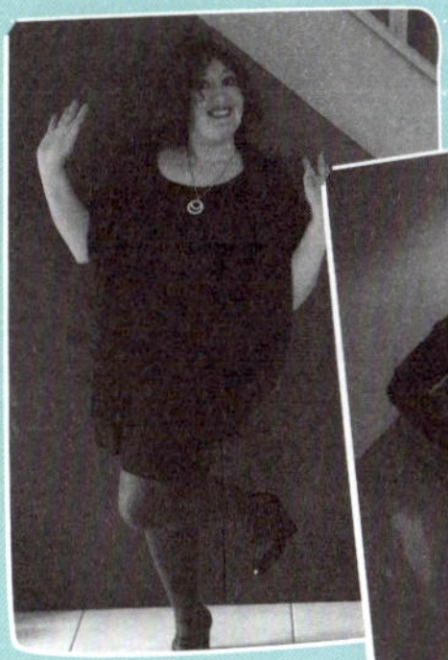

AVANT

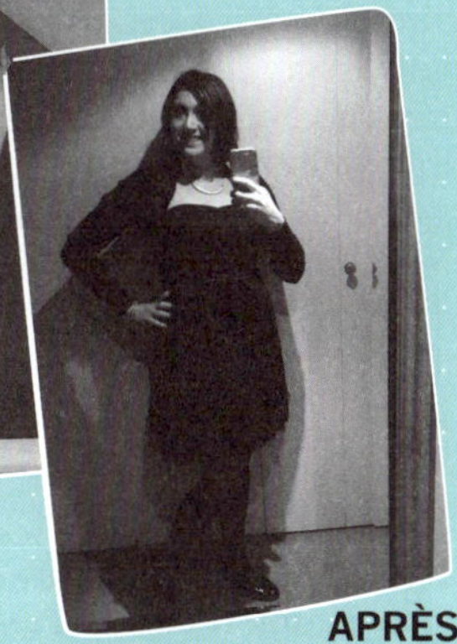

APRÈS

Alors, go ! Shooting photo !

Se (re)mettre au sport en douceur

Vous n'avez pas fait de sport depuis le collège ? Vous vous qualifiez de sportive du dimanche ? Pour vous, il y a ceux qui font un jogging et ceux qui se contentent d'en enfiler un pour squatter le canapé, et vous faites partie de cette seconde catégorie ?
Vous vous dites que le sport n'est pas fait pour vous, et que vous n'êtes pas faite pour le sport ? Eh bien, laissez-moi vous détromper et vous prouver que vous pouvez le faire #youcandoit. De toute façon, c'est votre défi de la semaine, et on est bien d'accord que les défis sont faits pour être relevés, non ?

QUELS SPORTS POUR SE BOUGER EN DOUCEUR ?

Bien évidemment, il vaut mieux ne pas commencer par un cours de kick-boxing si vous n'avez pas enfilé de baskets depuis des lustres. Mais voilà un petit programme pour une première séance plutôt soft qui aura le mérite de vous (re)mettre dans le bain :

- **MARCHEZ** : à vitesse modérée, essayez de marcher plus qu'habituellement. Une promenade dans le parc avec les enfants, un tour du quartier, une petite balade digestive... Essayez de marcher 20 à 30 minutes minimum pour ces premières sorties.

- **NAGEZ** : faire une ou deux dizaines de longueurs vous fera certainement du bien (bon, sauf si vous ne savez pas nager).

- **SAUTEZ** : vos enfants ont un trampoline ? Essayez, dans un premier temps, de sauter (juste sauter !) 5 à 10 minutes par jour.

- **STEPPEZ** : deux fois par jour, montez et descendez des escaliers pendant 5 minutes d'affilée.

- **SOUFFLEZ** : prenez le temps d'inspirer et d'expirer en rentrant le ventre pendant 5 minutes.

- **DANSEZ** : mettez une musique qui bouge et déchaînez-vous dans votre chambre ou dans le salon pendant une ou deux chansons.

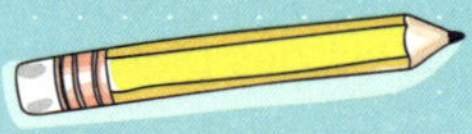

Choisissez dans cette liste ce qui vous convient le mieux, et essayez de faire AU MOINS une de ces activités par jour.

La semaine prochaine, on s'y remet à fond !

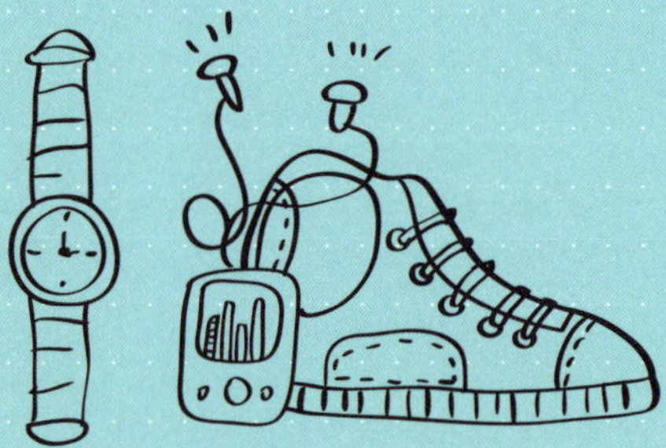

Pourquoi est-ce que je mange ?

On mange parce qu'on a faim, pour donner à notre organisme l'énergie suffisante pour la journée.
Mais on mange aussi pour se faire plaisir...
Et là où ça devient dangereux pour notre ligne, c'est quand on mange parce qu'on s'ennuie, parce qu'on stresse, parce qu'on a pensé à quelque chose de sucré et qu'il nous le faut immédiatement au fond du gosier.

Souvent, on mange nos humeurs. Fatigue, appréhension, angoisse, tristesse, vive émotion ? On mange. La nourriture devient un doudou.
D'ailleurs, quand on ne va pas bien, on se fait des plats régressifs. Les pâtes-saucisses ou le chocolat chaud-guimauve de notre enfance deviennent des besoins impérieux.

Dans un premier temps, il est nécessaire de comprendre pourquoi on mange ce qu'on mange, au moment où on le mange. Oui, je sais, ça fait beaucoup de fois le verbe manger, et ça donne faim...

Mais, vraiment, posez-vous les questions suivantes avant de vous autoriser ce petit-suisse au chocolat : avez-vous vraiment faim ? Le remplaceriez-vous par une assiette de choux de Bruxelles ? Non ? C'est peut-être alors votre humeur plus que votre estomac qui en a besoin...

À méditer...

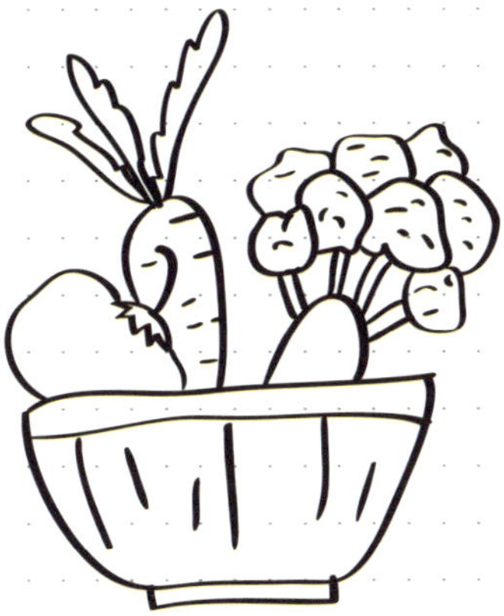

Le témoignage de Zaz,

32 ans, 2 enfants de 6 et 3 ans

Des motivations ?

Le jour de mes 30 ans, mon mec a organisé une super fête surprise. Magique. Quelques jours plus tard, en regardant les images souvenirs, j'ai commencé à effacer toutes les photos de moi. Mon mec a vu rouge et m'a demandé s'il n'était pas temps de m'assumer ou de faire le nécessaire pour aller mieux. Il avait raison.

J'ai choisi de faire le nécessaire pour me sentir bien dans ma peau et arrêter de détester mon reflet dans le miroir. Au quotidien, il y avait des jours de repas équilibrés suivis de jours de n'importe quoi. Je faisais peu de sport, et pas adapté, et j'étais dans l'excès à outrance le week-end, avec de la boulimie de sucre par moments, puis des jours de jeûne.

Mon objectif, c'était une perte de poids significative... et me sentir bien dans mes vêtements. Je voulais rentrer dans mon jean d'avant-grossesse. J'ai suivi un programme de sport via une appli (Kayla Itsines) couplé à un régime alimentaire équilibré.

Des résultats ?

En six mois j'avais perdu 16 kg. Je me sentais revivre. Je n'ai jamais été aussi mince.
Cela m'a semblé facile sur le moment car j'étais surmotivée. Je n'ai pas fait un écart pendant six mois, quasiment pas un verre de vin, et jusqu'à 9 séances de sport par semaine. C'est devenu ma nouvelle routine. Et j'ai trouvé ça simple. C'est seulement avec le recul que je réalise que ça m'a demandé énormément de détermination.

Tout s'est joué au mental. Je savais ce que je voulais. Ou plutôt ce que je ne voulais plus. Au bout de trois semaines, j'ai perdu mon premier kilo puis ça ne s'est plus arrêté.

Des astuces, des rituels, du sport ?

Je prends 5 repas par jour, ne mange quasiment plus de sucre et ai intégré beaucoup de nouveaux aliments et de snacks plus sains, des smoothies, du porridge au quinoa, de l'avocat.

Pendant ces six mois j'ai multiplié les séances de sport hebdomadaires. De la marche, de la piscine, de la corde à sauter, des workouts : bras, abdos, jambes. Je faisais environ 5 à 6 heures de sport par semaine.

Et maintenant ?

Maintenant je m'assume tellement mieux. Je m'aime tellement plus dans le miroir. Je me suis redécouverte. J'ai appris à me connaître. À tester mes limites. À croire davantage en moi. J'ai commencé à méditer. À faire du yoga. À voir la vie différemment. Je suis tellement plus zen. En décembre, je vais fêter mes 32 ans et réaliser le chemin parcouru. Je suis tellement différente dans ma tête aujourd'hui !

Je continue le sport, trois ou quatre fois par semaine. J'en ai besoin pour aller bien, ça fait partie de ma routine. Côté alimentaire, mon corps s'est habitué à manger moins. Et surtout il refuse les excès et certains aliments. Je reste gourmande mais gourmande de muesli et d'amandes maintenant. Je me garde la bouteille de vin en réel extra le week-end !

En suivant le chemin qui s'appelle «plus tard», nous arrivons sur la place qui s'appelle «jamais».

-SÉNÈQUE-

Le DÉFI de la Semaine

Cette semaine, préparez vos menus à l'avance.

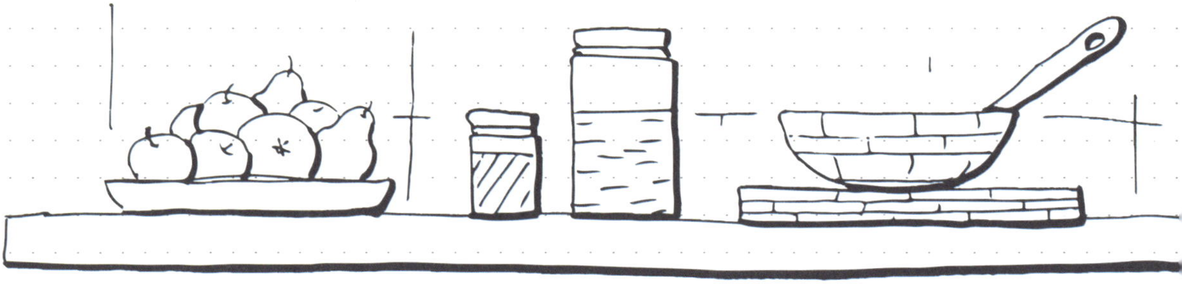

ALORS HOP, AU DÉFI :
Coloriez une étoile à chaque jour réussi !

☆ ☆ ☆ ☆ ☆ ☆ ☆

ASTUCE DE LA SEMAINE

Mâcher lentement, c'est un des secrets d'un régime réussi. Cela permet de se focaliser sur notre alimentation et de ne pas tout avaler sans même en avoir pris conscience.
La petite astuce si on a du mal à mâcher lentement, c'est de poser ses couverts entre chaque bouchée. Au début, on a du mal, mais très vite, on s'y fait !

La TO-DO LISTE de la Semaine

- [ ] Je me pèse (une seule fois si j'y arrive !).
- [ ] Je prends mes mesures et je les note.
- [ ] Je fais une liste de courses saine.
- [ ] Je teste un nouveau sport après avoir fait le psycho-test.
- [ ] Je prépare mes menus de la semaine.
- [ ] Je teste un ou deux plats jamais faits auparavant.
- [ ] Je fais les courses grâce aux conseils de cette semaine.
- [ ] Je parle de mon régime autour de moi, de mes objectifs…
- [ ] Je me demande "pourquoi" avant de manger quelque chose (surtout une gourmandise !).

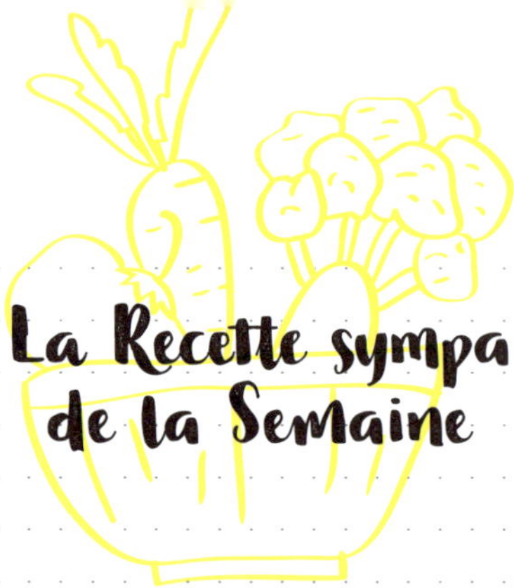

LE COUSCOUS D'ÉGLEFIN

POUR 1 PERSONNE

- 1 carotte
- 1 poireau
- 1 courgette
- 30 g de semoule crue
- 7 amandes
- 1 c.c. d'huile d'olive
- 1 filet d'églefin
- ¼ de citron

1. Coupez la carotte, le poireau, la courgette en morceaux et plongez-les dans une casserole d'eau salée, à faire cuire pendant 30 min (si vous pouvez les cuire à la vapeur, c'est parfait).
2. Préparez la semoule en suivant les instructions du paquet.
3. Concassez les amandes.
4. Versez l'huile d'olive dans une poêle et faites revenir le filet d'églefin (un petit aller-retour rapide, le filet d'églefin cuit rapidement).
5. Dressez dans une assiette, et assaisonnez le filet d'églefin avec le jus de citron. Dégustez.

Conseils pour faire les courses

Aller faire ses courses quand on a décidé de faire attention à ce qu'on mange peut être considéré comme une épreuve de Koh-Lanta®. Si, si... presque. Regardez les aventuriers qui n'ont mangé que des racines de bambou pendant six jours et qui se retrouvent devant un bon gueuleton. Ils ne savent même plus par quoi commencer. Du coup, à chaque fois qu'on fait les courses, on se retrouve devant ce bon gueuleton... tout un champ des possibles qui s'offre à nous, avec en plus des promos sur des articles qui nous font saliver d'avance. Il y a pourtant quelques conseils simples à respecter pour qu'on ne se retrouve pas à déballer des friandises en rentrant à la maison :

• **Commandez** vos courses via Internet, afin d'être sûre de ne pas déborder de la liste initiale !

• **Préparez** vos menus à l'avance, afin d'avoir une liste de courses complète et concise à la fois. Tenez-vous absolument à cette liste de courses. En voilà un bon objectif : efficace, et en plus, économique !

• **Ne vous laissez pas** tenter par les promos... enfin sauf celles sur des packs d'eau !

• Si vous avez besoin de « juste un truc » en milieu de semaine, **promettez-vous** de ne prendre QUE ce truc... et mettez une croix dans un tableau des récompenses si vous avez tenu bon !

• **Mettez la famille à contribution :** si chéri-chéri va faire les courses, qu'il évite de ramener le rayon entier de barres chocolatées !

• **Ne faites pas de réserves** « au cas où » (au cas où les enfants auraient un pique-nique, au cas où les copains débouleraient pour l'apéro...).

• **Choisissez** les fruits et légumes de saison au rayon primeurs, ou allez les acheter directement chez le producteur. Pour les autres légumes, optez pour le surgelé.

• Choisissez-vous **UN truc plaisir**, que vous pourrez ensuite consommer avec parcimonie.

• **Prenez le moins** de fromages possible. De préférence un que vous n'aimez pas trop.

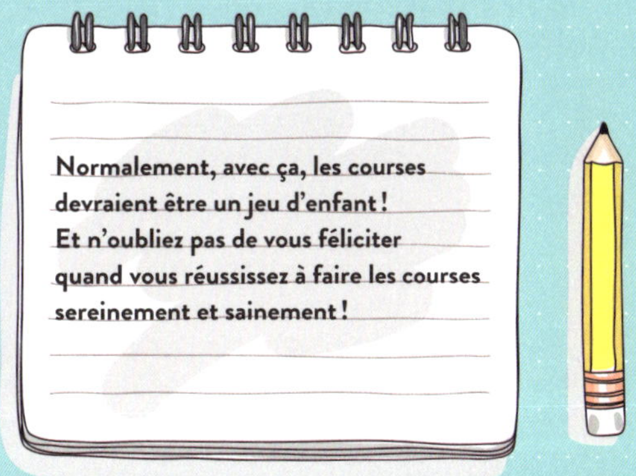

Idées de petits déjeuners qui sortent du quotidien

Le petit déjeuner est une source d'énergie importante pour la journée.
Ne pas prendre de « p'tit déj », c'est prendre le risque du coup de barre, coup de barre qui vous mènera vers le coup de fringale, coup de fringale qui vous mènera vers des cochonneries. Cercle vicieux qui vous fera vous jeter sur n'importe quoi de plutôt sucré et gras.
Si vous avez besoin d'être convaincue, sachez que le petit déjeuner diminue la fatigue en rétablissant le taux de sucre dans le sang, et qu'il contient des fibres et des protéines qui influencent la satiété. Ahah ! Vous voyez !

Pour celles que le petit déjeuner insupporte, je ne vous jette pas la pierre. Et pour cause, j'ai eu beaucoup de mal à m'y mettre, j'avais l'impression de « prendre » des calories alors que je n'avais pas faim le matin. Mais pourtant, je vous assure, essayer le petit déjeuner, c'est l'adopter ! La petite astuce si c'est trop compliqué pour vous : prenez-le en deux fois. D'abord, du jus de citron dans un verre d'eau tiède (on y reviendra bientôt !) et votre café ou thé. Et puis, une fois que vous êtes bien réveillée, le vrai, le bon, celui qui vous donnera des forces pour affronter la journée… et cette longue matinée avant le déjeuner !

Pour un bon petit déjeuner, il faut un produit céréalier, un produit laitier, un fruit et une boisson. Jusque-là, fastoche. Il vaut mieux éviter aussi les jus de fruits en bouteille qui sont pleins de sucres, et préférer presser soi-même son orange. Miam !

Pour un petit déjeuner classique de semaine, je prends :
Mon jus d'un demi-citron dans de l'eau tiède, 1 café, 2 biscottes avec un peu de beurre, 2 tranches de viande des Grisons et 1 tranche de Leerdammer® allégé que je coupe en deux (une moitié pour chaque biscotte) avec un kiwi ou deux figues.

Mais si vous avez envie de changer régulièrement ou que vous voulez vous faire plaisir le week-end, voici quelques idées de petits déjeuners sains (et bons bons bons !).

LE GRANOLA

- **100 g de flocons d'avoine**
- **40 g de noix ou d'amandes concassées**
- **40 g de sirop d'agave**
- **40 g d'huile de coco**
- **20 g de noix de coco râpée**
- **20 g de pépites de chocolat**
- **20 g de fruits secs**

1. Préchauffez le four à 180 °C.
2. Mélangez tous les ingrédients puis étalez la pâte obtenue sur une plaque de cuisson recouverte de papier sulfurisé.
3. Enfournez pour 20 min de cuisson. Laissez refroidir (environ 1 h).
4. Émiettez ensuite dans une boîte hermétique… et ne mangez pas tout en une seule fois !

À titre indicatif, l'ensemble représente un peu moins de 1400 kcal, et vous avez de quoi faire entre 5 et 10 petits déjeuners selon votre appétit !

LES PANCAKES À LA BANANE
(5 À 6 PANCAKES – À PARTAGER !)

- **1 banane**
- **1 c.s. de Maïzena®**
- **1 œuf**
- **Une lichette de beurre/huile pour la cuisson**

1. Écrasez la banane à la fourchette et mélangez-la à l'œuf.
2. Ajoutez doucement la Maïzena® puis versez la pâte par demi-louches dans une poêle, comme pour des crêpes. Il ne faut pas qu'il y ait trop de pâte, sinon vous n'arriverez pas à la retourner correctement.
3. Retournez… c'est prêt !

À titre indicatif, il y a 245 kcal environ dans la pâte à pancakes… sans compter le beurre ou l'huile.

LE BOWLCAKE
(POUR UNE PERSONNE, OU À PARTAGER À DEUX !)

- **1 banane**
- **1 œuf**
- **30 g de flocons d'avoine**
- **10 cl de boisson au soja**
- **Quelques gouttes de vanille (ou d'un autre arôme !)**
- **1 c.s. de sirop d'agave**
- **½ c.c. de levure**
- **20 g de pépites de chocolat**

1. Écrasez la moitié d'une banane au fond d'un bol.
2. Cassez l'œuf et ajoutez les flocons d'avoine. Mélangez. Ajoutez le soja, l'arôme, le sirop d'agave et la levure. Mélangez.
3. Placez le bol au micro-ondes pendant 3 min.
4. Laissez tiédir puis retournez le bol sur une petite assiette ! Décorez avec l'autre moitié de la banane, et quelques pépites de chocolat si vous le souhaitez.

À titre indicatif, selon ce que vous y rajoutez, le bowlcake peut atteindre les 500 kcal. À ne pas manger tous les matins donc… mais à consommer avant une séance de sport !

LE BANANA BREAD
(À DIVISER EN UNE DIZAINE DE PARTS)

- **2 bananes bien mûres**
- **250 ml de lait d'amande (ou de votre choix)**
- **250 g de farine (au choix)**
- **3 blancs d'œufs**
- **1 c.s. de miel ou d'agave**
- **20 g de noix de coco en poudre**
- **1 c.s. d'extrait de vanille**
- **30 g de raisins secs**
- **½ c.c. de levure chimique**

1. Préchauffez le four à 180 °C.
2. Écrasez les bananes, et ajoutez le lait d'amande, la farine, les blancs d'œufs et le miel.
3. Mélangez et incorporez le reste des ingrédients. Mélangez encore jusqu'à avoir une belle pâte à verser dans un moule (type moule à cake).
4. Enfournez pour environ 45 min de cuisson. Laissez refroidir.

À titre indicatif, le banana bread entier représente environ 1500 kcal.

N'hésitez pas à jouer avec les ingrédients et les saveurs pour créer vos propres recettes !

Pourquoi parler de son régime ?

Vous pourriez avoir envie de garder votre rééquilibrage alimentaire pour vous, et ce pour tout un tas de raisons, dont la première serait la peur d'échouer. Mais clairement, c'est bien d'en parler autour de soi. Voilà pourquoi.

En parler, c'est le rendre plus vrai, plus concret. C'est annoncer à la Terre entière (bon, allez, au moins à la famille et aux copains) que vous entrez dans une phase de transformation. Plus de retour en arrière possible, et ça, clairement, ça donne une motivation supplémentaire.

Vous allez avoir besoin de soutien, mais surtout, de reconnaissance. Que vos proches se rendent compte des efforts fournis, qu'ils vous demandent comment ça se passe.

Vous allez avoir besoin de motivation, et rien de tel qu'une copine qui a déjà commencé (ou que vous allez motiver à commencer !) un rééquilibrage alimentaire pour s'aider, se conseiller, se guider mutuellement. Et si la copine vit près de chez vous et qu'elle est partante pour faire du sport ensemble, c'est JACKPOT !

En parler, c'est éviter de refuser un dessert en cherchant une excuse bidon.

En parler, c'est s'affirmer devant Belle-Maman qui ne comprend pas pourquoi vous ne prenez pas une troisième fois de sa blanquette de veau. « Elle est pas bonne ma blanquette ? Pourquoi t'en reprends pas ????!!! » Et par la même occasion, c'est pouvoir refuser ses lasagnes toujours trop cuites ; on n'a jamais assez d'une bonne excuse !

Bref, en parler, ça a des avantages certains ! Alors vite, crânez dès les premiers kilos envolés, vous l'avez bien mérité !

Liste des GENS à contacter
en leur annonçant au détour de la conversation (et avec modestie) qu'on a perdu 5 kg :

- ☐
- ☐
- ☐
- ☐
- ☐
- ☐
- ☐

Quels sports sont faits pour vous ?

Si, depuis le début de ce motivation book, vous appréhendez le moment où on va vraiment parler sport, asseyez-vous… quelques minutes. Ensuite, on va se bouger !
On va se mettre à l'aise tout de suite. Rien n'est impossible. En semaine 1, on parlait de reprendre en douceur. Cette fois, on va voir quels sports sont faits pour vous !
Êtes-vous plutôt Véronique et Davina ou Rocky Balboa ? Faites le test !

1- Le soir, après une grosse journée de boulot, vous avez envie :
a) de sortir avec les copines, de voir du monde, de bavarder, de rire !
b) de respirer l'air pur, de vous promener, seule.
c) de vous affaler sur le canapé devant une bonne série.

2- L'été, sur la plage, on peut vous retrouver :
a) au bar de la plage, en train de rigoler.
b) en promenade le long de la mer.
c) à bouquiner, en mode crêpe.

3- Quel est le sport que vous ne voudriez pas essayer… même pas en rêve !
a) la randonnée en solitaire.
b) l'hydrobike, ce vélo intérieur, dans l'eau, tout seul.
c) n'importe quel sport collectif, vous étiez toujours la dernière choisie au collège.

4- Niveau sommeil, comment vous situez-vous ?
a) vous vous endormez tard, mais vous vous réveillez avec le sourire et la pêche.
b) vous pensez que l'avenir appartient à ceux qui se lèvent tôt ; et vous aimez les levers et les couchers de soleil !
c) une vraie marmotte. Vous vivez une grande histoire d'amour avec votre couette.

5- Selon vous, on ressent quoi après une bonne séance de sport ?
a) on a autant mal aux muscles qu'aux zygomatiques.
b) une vraie plénitude intérieure.
c) euh… l'envie de retourner sous la couette ?

6- Quelle est la musique qui vous fait du bien :
a) rock, funk… quelque chose qui bouge !
b) les sons de la nature vous font vibrer.
c) les B.O. des films sont vos préférées.

• **VOUS AVEZ UN MAX DE A) :** vous aimez être entourée, voir du monde vous motive, vous êtes du genre sociable et pas timide. Dirigez-vous vers la salle de sport ou cherchez un sport collectif qui vous fera bouger !

• **VOUS AVEZ UN MAX DE B) :** vous êtes du genre baroudeur, vous aimez respirer l'air pur, vivre à l'extérieur. Mettez-vous au footing, à la marche rapide ou au vélo. Il y a peut-être des clubs de randonnée près de chez vous, renseignez-vous !

• **VOUS AVEZ UN MAXIMUM DE C) :** vous êtes plutôt du genre ours dans sa grotte, qui n'aime pas trop se montrer (et encore moins en bas de survêt !). Décidez-vous pour des sports à faire chez vous, devant la télé : vous pouvez investir dans une Wii®, un stepper, un vélo elliptique ou bien suivre des cours de fitness HIIT… en vidéo sur YouTube® !

Liste des SPORTS que j'ai envie d'essayer

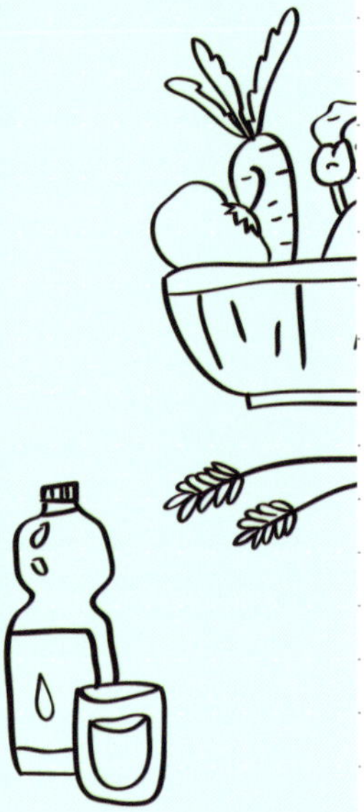

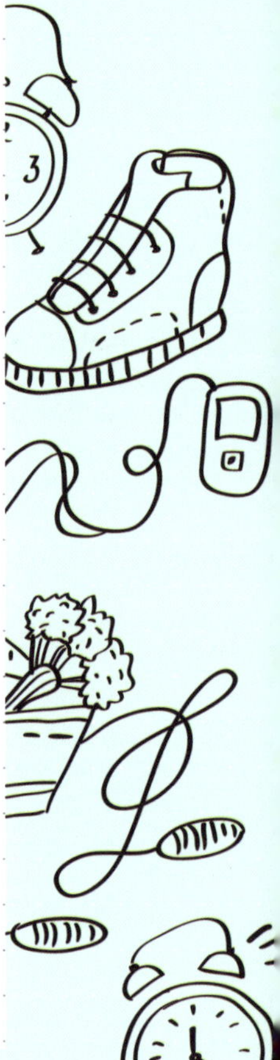

☐
☐
☐
☐
☐
☐
☐
☐
☐
☐
☐

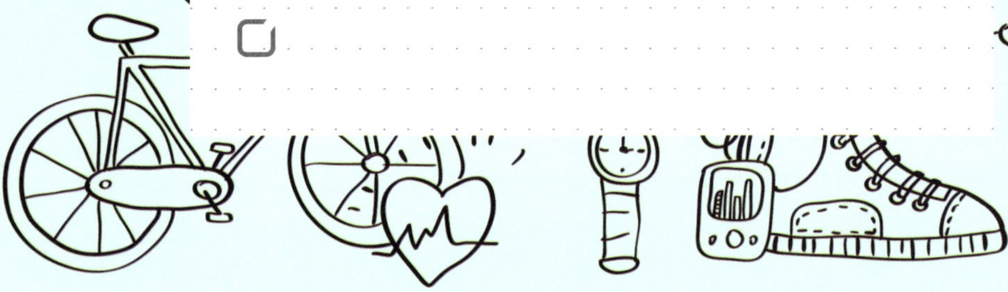

La sophrologie positive

On le sait, perdre du poids, ce n'est pas qu'une question d'alimentation. Bien évidemment, une consommation saine est essentielle. Mais ça ne fait pas tout, ce serait trop simple sinon, non ?!
Ce qui aide à perdre du poids, en dehors de nos assiettes, c'est le sport, bien sûr, mais aussi le bien-être, l'estime de soi, le fait de se sentir zen… et sur tous ces derniers points, la sophrologie peut aider.

• **POUR ÉVACUER LE STRESS** en faisant des exercices de respiration quand on en ressent le besoin. Inspirez en gonflant le ventre, puis relâchez le souffle tout doucement, à plusieurs reprises. Voilà. Ça va déjà mieux, non ?

• **POUR REDÉCOUVRIR LA SATIÉTÉ.** Quand notre corps s'est habitué à beaucoup manger, ou qu'on a fait beaucoup de régimes et donc connu les affres de l'effet yo-yo, il arrive que notre corps ne nous envoie plus les signaux de la satiété. Et bingo, on continue à manger, encore et encore. Quelques exercices de sophrologie peuvent nous aider à redécouvrir la satiété. Avant de manger, pensez à l'acte de manger. Imaginez-vous manger avant de prendre la fourchette. Imaginez d'abord l'odeur, le goût, les sensations. Ne mangez qu'après. Ça vaut ce que ça vaut, mais je vous assure que ça se tente !

• **POUR L'ESTIME DE SOI.** La sophrologie aide à prendre conscience de son corps, tel qu'il est, mais aussi pendant une perte de poids. Cela favorise l'estime de soi, et le fait de s'assumer également.

Bref, la sophrologie, c'est à tester !

Le témoignage de Serenaw,

34 ans et 2 enfants de 12 et 7 ans

Des motivations ?

Ayant un travail sédentaire, j'étais totalement inactive. J'avais aussi une mauvaise hygiène de vie, et cela se ressentait sur mon physique, mais aussi sur mon moral : mauvaises nuits, fatigue, stress, migraines... la totale. J'ai eu envie que ça change complètement.

Avant de commencer mon rééquilibrage alimentaire, je marchais moins de 2 000 pas/jour, je sautais des repas, je mangeais mal... bref la cata ! Je suis tombée sur l'avant/après d'une amie qui avait suivi un rééquilibrage alimentaire. J'ai vu sa motivation, son sourire, ses résultats. Je me suis dit : "Je peux le faire moi aussi, je VEUX le faire !"

Je me suis alors fixé un objectif de poids. J'ai essayé de me rappeler à quel moment de ma vie je me sentais vraiment bien dans mon corps. C'était à mon mariage. Quatre ans après ma première grossesse et un an avant la seconde. Donc je me suis fixé ce but-là, ce poids-là.

Des résultats ?

Assez rapidement, j'ai observé des résultats. Trois ou quatre semaines je dirais. Il ne faut pas s'attendre à des résultats miraculeux, ça vient petit à petit. Cette reprise en main m'a aussi appris la patience !
Si cela ne m'a pas semblé difficile, c'est sûrement parce que justement ce n'était pas un régime. Je n'avais aucune interdiction. Ce qui a été plus dur au départ c'est de tout changer radicalement, de prendre de vraies bonnes habitudes, de vrais bons réflexes.

Acheter plus de fruits et légumes, les cuisiner tous les jours, remplacer mes collations industrielles par des choses saines. J'ai voulu tout revoir en profondeur, c'est le plus dur car il faut se remettre totalement en question. Mais ça en vaut vraiment la peine.

Des astuces, des rituels, du sport ?

L'astuce qui m'a motivée, c'est de prendre mes mesures, beaucoup plus parlant que les chiffres sur la balance ! J'ai également quelques "rituels" : chaque matin je bois un grand verre d'eau tiède avec le jus d'un demi-citron bio et une cuillère à café de graines de chia. Ce petit cocktail a énormément de vertus, et je ne peux plus m'en passer ! Quant au sport, je ne sais pas courir alors j'ai trouvé d'autres choses que je fais à la maison, avec des vidéos ou des applis : du cardio (HIIT, trampoline, boxe) et du renforcement musculaire grâce au yoga ou au Pilates. Et la planche pour les abdos !

Et maintenant ?

Je me sens tellement mieux aujourd'hui, au-delà du poids perdu j'ai l'impression de me connaître enfin ! De me comprendre. J'ai appris à écouter mon corps. Je n'ai pas faim ? Je ne mange pas. J'ai faim ? Je mange. J'ai envie d'un mojito avec les copines ? Je ne me prive surtout pas !
J'ai appris à aimer le sport, et pour cela il faut vraiment trouver la/les pratique(s) qui nous conviennent. J'ai plaisir à m'accorder ces 30 minutes chaque jour, à voir mon corps se dessiner, j'en suis fière !
J'ai aussi un meilleur sommeil, beaucoup moins de migraines. Bref, JE ME SENS BIEN !

Aujourd'hui, j'ai atteint mon objectif poids, la suite est venue assez naturellement.... Pour la nourriture, je n'ai pas changé grand-chose, le poids s'est régulé tout seul. Pour le sport je fais un peu moins de cardio (#je le réserve après un week-end apéro/restos).

J'ai approfondi ma pratique du yoga. Je prends désormais plaisir à cuisiner, moi qui détestais ça ! J'aime tester de nouvelles recettes, j'aime aller acheter mes fruits et légumes et j'adore me documenter sur le sport et la nutrition ! Voilà, tout ça est désormais intégré à ma vie et à ma routine quotidienne, ce n'est plus un effort mais un vrai plaisir de prendre soin de moi dehors et dedans !

Quel que soit le souci, la solution n'est pas dans le frigo.

–ANONYME–

Le DÉFI de la Semaine

Boire le jus d'un demi-citron pressé dans un verre d'eau tiède chaque matin avant le petit déjeuner.

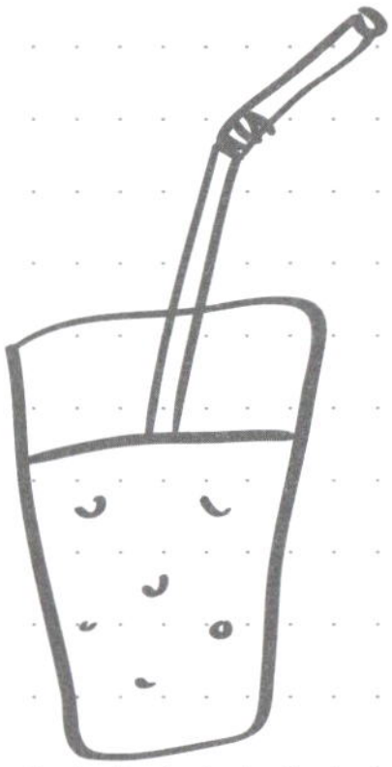

POURQUOI ?

Parce que l'eau remplit l'estomac
et empêche de trop manger.

*

Parce que le citron apporte
de la vitamine C et booste le corps.

*

Tiède, parce que si c'est trop chaud, les vitamines
seront tuées avant d'arriver dans l'organisme,
et si c'est trop froid, l'estomac le rejettera.

*

Parce qu'il paraît que même Beyoncé en boit (ça ne change rien
mais ça fait classe de le dire, non ?!).

ALORS HOP, AU DÉFI :
Coloriez une étoile à chaque jour réussi !

ASTUCE DE LA SEMAINE

Plutôt que de couvrir d'huile vos salades et vos aliments, investissez dans un spray, vous en aurez bien assez et éviterez surtout d'en mettre trop !

La TO-DO LISTE de la Semaine

- [ ] Je me pèse.
- [ ] Je prends mes mesures et je les note.
- [ ] Je bois de l'eau tiède avec le jus d'un demi-citron chaque matin, à jeun.
- [ ] J'investis dans un spray pour l'huile.
- [ ] Je choisis mon pantalon témoin (ou une autre astuce pour voir le changement).
- [ ] Je teste une nouvelle recette.
- [ ] Je prépare mes menus pour la semaine.
- [ ] Je fais les courses.
- [ ] Je me mets au gainage.
- [ ] Je réfléchis à mes récompenses.
- [ ] Je me prépare un petit déj qui sort de l'ordinaire.

La Recette sympa de la Semaine

LE FILET DE SAUMON ET POMME DE TERRE

C'est la recette fétiche de Serena, dont vous avez lu le témoignage en fin de semaine 2.

POUR 1 PERSONNE

- 1 pomme de terre
- 1 filet de saumon (environ 120 g)
- Herbes aromatiques (basilic, estragon, thym... à votre convenance !)
- 1 courgette
- Sel
- 1 c.c. d'huile d'olive pour la cuisson à la poêle

1. Faites cuire la pomme de terre à l'eau.
2. Faites cuire votre saumon avec les herbes aromatiques et du sel pendant environ 8 min à la vapeur (ou 18 min en papillote).
3. Faites revenir votre courgette dans l'huile d'olive à la poêle.

Tadam... c'est déjà prêt !

À titre indicatif, ce plat représente environ 275 kcal.

À NOTER

On a beaucoup entendu parler du saumon comme d'un poisson gras. Alors oui, il est plus gras que le cabillaud. Oui, il vaut mieux prendre du saumon sauvage que du saumon d'élevage. Néanmoins, le saumon contient beaucoup de vitamines, de calcium, de magnésium, de fer... Il fait donc partie des aliments bons à consommer !

5 conseils pour visualiser le changement (et donc, pour se motiver encore plus!)

On a tendance à ne jamais se voir comme on est réellement. Encore plus quand on perd du poids e/out qu'on sculpte son corps.
Alors que chaque effort, chaque réussite, devrait au contraire être reconnu à sa juste valeur (et récompensé, à mon humble avis, par une couronne de princesse, au moins).

Pour voir clairement le chemin parcouru et le chemin à parcourir, ou pour symboliser les réussites et accepter le changement, en l'assumant et en se réappropriant ce nouveau corps qu'on est en train de se créer, on a déjà parlé de la photo pour admirer l'avant/pendant/après, mais voici quelques autres petites astuces :

1- LE PANTALON TÉMOIN. On choisit dans son armoire le pantalon qu'on met le plus. Celui dans lequel on est «un peu boudinée mais faut pas déconner on ne va pas passer à la taille au-dessus quand même». Et régulièrement, on l'enfile, pour voir les résultats. Mieux, on se prend en photo avec. On ne le met plus, hein. On ne le lave pas non plus (le fou il pourrait rétrécir, on ne sait jamais). Juste, on le met quelques minutes par semaine, histoire de voir. Pour se motiver, on peut aussi choisir un pantalon témoin deux tailles en dessous de la nôtre... et l'essayer régulièrement jusqu'à ce qu'on rentre dedans... Motivation garantie!

2- LE DESSIN DE L'ÉCHELLE. Sur une feuille, dessinez une grande échelle avec autant de barreaux que de petits objectifs à atteindre : perte de poids, perte de centimètres, ou forme générale. À chaque fois que vous passez un palier, coloriez un barreau, et posez votre photo (ou un dessin de vous) sur le barreau nouvellement colorié... Un jour, bientôt, vous arriverez tout en haut de l'échelle!

3- LES VASES DES KILOS PERDUS. Prenez deux vases. Dans le premier, mettez de grosses billes symbolisant les kilos que vous voulez perdre. Dans l'autre vase, vous mettrez une grosse bille du premier vase à chaque kilo perdu. Fin du jeu : quand le premier vase sera vide! Une belle façon de symboliser votre reprise en main!

4- LES PACKS D'EAU. J'avais vu ça sur les réseaux sociaux d'une copine : elle prenait en photo le nombre de bouteilles d'eau correspondant à sa perte de poids. Au début, une petite bouteille de 50 cl, puis deux grosses bouteilles, puis un pack... visuellement, c'était génial pour voir les résultats!

5- LE TABLEAU DE LA PERTE DE POIDS. Afin de suivre d'un seul coup d'œil l'évolution et le but à atteindre, un bon vieux tableau comme dans nos carnets de santé, c'est toujours une belle façon d'admirer les réussites!

Alors go! À vos créations!

7 REPAS faciles à préparer

Parfois, on se retrouve devant le frigo ouvert et c'est le trou noir. Aucune idée ne vient. On se demanderait même si ça n'est pas pour ça, l'ampoule dans le réfrigérateur… pour faire écho à notre cerveau tout noir ! Alors, quelques idées faciles, ça peut toujours dépanner !

1

Riz (100g) et haricots verts (100g) avec une escalope de poulet (120g) et beaucoup de champignons (100g) (à faire cuire avec 1 c.c./3 sprays d'huile d'olive).
Le tout pour environ 362 kcal.

2

Quelques feuilles de salade verte, 1 œuf, quelques tranches de bacon (4 ou 5), 4 c.s. de maïs, tomates cerise et concombre, à assaisonner avec une c.s. de sauce salade légère. Pour un peu plus de goût, ajoutez-y une portion de fromage allégé aux fines herbes, qui donnera un petit effet crémeux. Miam la salade!
Le tout pour environ 350 kcal.

3

Soupe à ce qu'on veut! Il suffit de remplacer les pommes de terre par des courgettes et de ne pas mettre de crème fraîche, ou juste une lichette! Les légumes étant très peu caloriques, cela représentera **moins de 100 kcal**!

4

Pâtes (environ 100g) au jambon (1 tranche), panais (150g). Parfait pour les mercredis midi régressifs à **moins de 200 kcal!**

5

Escalope de dinde (100 à 120g), boulgour/quinoa (100g) + petits légumes. **Le tout pour environ 200 kcal**.

6

Spaghettis carbonara : avec des spaghettis (100g), des lardons de bacon (50g) et des courgettes, et 1 c.s. de crème fraîche à 15% MG! **Un plat à environ 250 kcal.**

7

Bœuf séché (5 tranches), riz (100g) et aubergines grillées. **Un régal pour environ 200 kcal.**

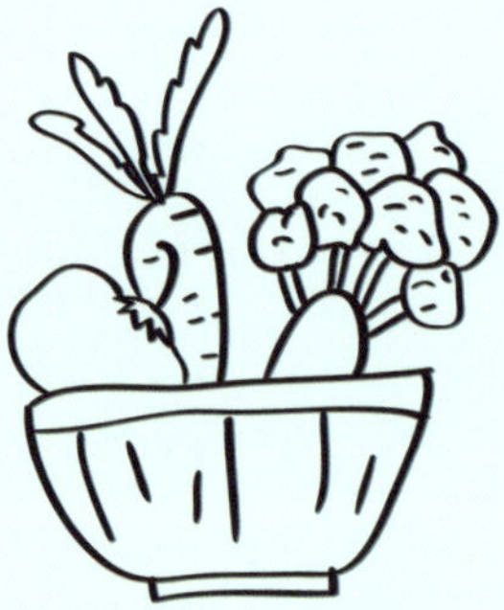

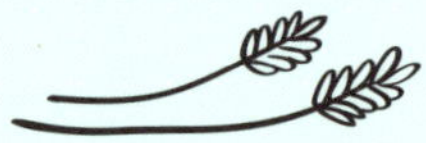

Les récompenses

Oui !!! Voilà une des pages les plus intéressantes de ce motivation book ! Des cadeaux, des cadeaux !

C'est un des points essentiels d'un rééquilibrage alimentaire réussi. Un incontournable.
On est bien d'accord, la récompense ultime, ce sera d'aimer ce reflet dans le miroir, bientôt, très vite. Mais en attendant, il faut fêter chaque petite victoire, chaque réussite, chaque objectif passé avec succès.
Les récompenses sont la vision matérielle de cette fierté qui ne cesse de grandir à chaque étape franchie.
C'est une reconnaissance de vous à vous-même pour vous dire : « Bravo. Je suis une warrior, je peux me dépasser, les efforts ne me font pas peur. »
C'est une façon de vous dire que vous êtes belle, que vous méritez cela, que vous ne pouvez que vous aimer.
Et puis, bien évidemment, cela donne une motivation supplémentaire, et un but à atteindre.

Ce rééquilibrage alimentaire, c'est vous qu'il met au centre de TOUT. Prenez soin de vous. Vous êtes importante. Et vous allez y arriver.

COMMENT ?

• Vous pouvez **tenir un carnet** de vos réussites, et même vous accorder des bons points à aimanter sur le frigo, comme quand on était au CP. Mais oui, ça fonctionne toujours !

• Vous pouvez également vous faire un **tableau des récompenses**, selon vos objectifs.
Si vous avez choisi un objectif en termes de kilos, par exemple, vous pouvez vous offrir une récompense tous les trois ou cinq kilos perdus.

Le point le plus important, c'est que cette récompense doit vous faire plaisir à VOUS. Vous êtes au centre de cette remise en forme de vos formes. Vous êtes celle qui a besoin de soutien, de réconfort, de cadeaux quand vous réussissez.

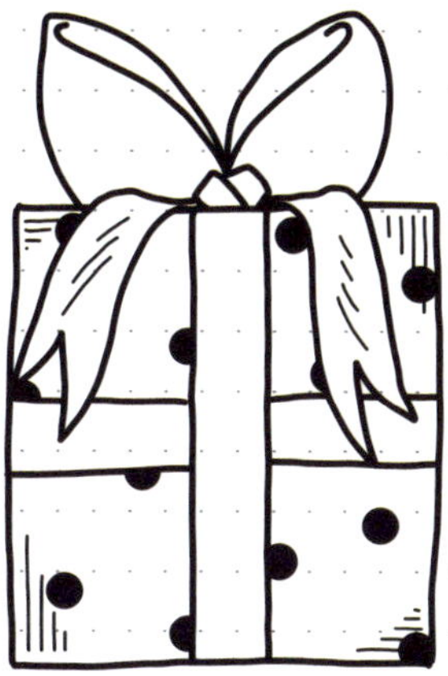

Exercices à faire chez soi : le gainage

Vous en avez sûrement entendu parler, on le croise beaucoup sur les réseaux sociaux, souvent sous forme de challenge. Et sans aucun doute, pour affiner la taille et perdre du ventre, il va falloir y passer. Son grand intérêt réside dans le fait qu'il fait travailler les muscles aussi bien en longueur qu'en profondeur. Et si ça fait mal… c'est que ça fait du bien !

Vous pouvez choisir de suivre un programme du genre « challenge », en faisant attention cependant à ne pas entrer dans des « 7 minutes sans bouger », ce qui risquerait, à court et moyen terme, de vous faire mal aux épaules. Ou vous pouvez vous créer votre propre challenge, en augmentant le temps à chaque fois que vous vous en sentez capable.

Dans l'idéal, il faudrait en faire au moins une fois par jour. Et si vous pouvez le tenter matin et soir, c'est top ! Essayez d'abord une première fois, en faisant bien attention à votre posture. Le gainage ne doit pas faire mal au dos.

Le plus connu est le gainage des abdominaux grands droits et transverses.
Pour le faire, allongez-vous sur un tapis de sport puis soulevez votre bassin de manière à ce que vos talons, votre bassin et vos épaules soient alignés. Vous pouvez rester sur les avant-bras ou bien sur les mains, mais faites toujours attention à ne pas creuser le dos.

Pour faire travailler les abdominaux obliques (qu'on a moins l'habitude de solliciter), vous ferez presque la même chose, mais sur le côté (bien sûr, il faudra faire le même temps d'un côté puis de l'autre).

Il y a bien évidemment d'autres exercices mais ces deux-là restent les plus connus. Alors prête ? Gainez !

Notez le temps que vous avez tenu (prenez par exemple le chrono de votre montre avec vous). La fois d'après, essayez de faire mieux… et ainsi de suite !

Vous retrouverez à la fin de chaque mois, dans ce guide, un tableau récap pour noter vos chronos et vos exercices (voir p. 64, 110 et 155).

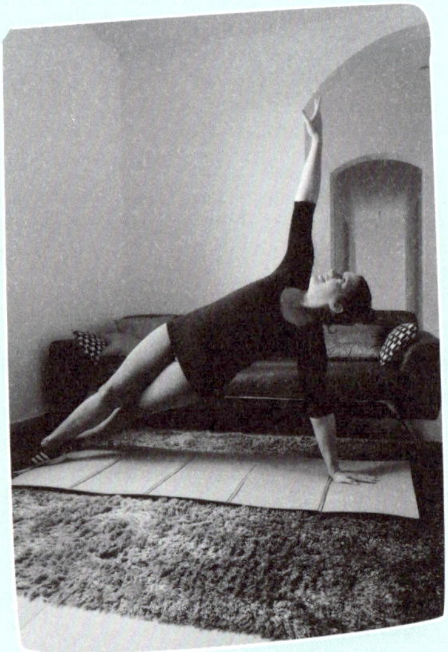

Le témoignage de Delphine,

28 ans

Des motivations ?

À cause d'une endométriose sévère, d'une opération, de traitements lourds (ménopause artificielle), mais aussi de traitements hormonaux pour des fécondations in vitro depuis 2015, j'ai pris 27 kg.

Mon corps ne m'appartenait plus, je ne pouvais plus me voir en peinture ! En novembre 2016, après un échec de FIV, j'ai complètement touché le fond, et je suis passée par une grosse remise en question. J'ai décidé de faire une pause avec les FIV et de penser à moi (je ne pensais QUE FIV depuis début 2015).

À la base, je mange beaucoup et j'aime la nourriture grasse (fromages, plats en sauce...). J'ai été une grande sportive depuis toute petite (boxe, rugby, athlétisme, et pompier pendant huit ans) mais depuis 2014, suite à des problèmes de dos, je n'avais plus goût à rien, pas même d'aller à la salle ou courir comme je pouvais faire avant.

Mon objectif, c'était de me refaire une santé physique et morale, donc de perdre du poids et sortir de ma "dépression". Je me suis également promis de ne reprendre les FIV que lorsque j'aurais perdu 25 kg, j'en suis à 23...

En novembre, le jour de mon test négatif, j'ai ressenti le besoin d'aller courir pour évacuer... j'ai donc rejoint des amis traillistes, et je me suis remise à courir avec eux deux fois par semaine ! J'avais besoin d'évacuer la haine et le mal-être que j'avais en moi. Je ne voulais surtout pas faire de régime parce que j'ai eu une période de ma vie où j'ai été anorexique... donc je ne voulais pas m'imposer des restrictions pour éviter de tomber dans un engrenage...

Des résultats ?

Petit à petit, je me suis intéressée à plein de choses : la pensée positive, la méditation et l'alimentation. C'est en cherchant par moi-même que je me suis rendue compte que certains aliments étaient mauvais au regard de mon endométriose et de ma fibromyalgie ; j'ai donc décidé de les arrêter.

En fouillant encore, j'ai découvert de nombreuses infos sur la nourriture vivante, manger cru, les jus de légumes... J'ai alors arrêté la viande rouge, le gluten et le lactose, en même temps que tous les produits transformés et industriels. Je ne mange que de la viande blanche, du poisson et des œufs, du fromage de chèvre uniquement, des oléagineux et des fruits secs, des fruits (en quantité minime car acides pour le corps) et beaucoup, beaucoup de légumes.

La première semaine, j'ai fait de la détox pour le corps, donc uniquement fruits et légumes, et j'ai perdu 3 kg. Puis j'ai poursuivi en incorporant les protéines, le fromage... en quatre mois j'étais à - 18 kg. En huit mois, à - 23.

Je ne considère pas cela comme un régime mais comme un mode de vie que j'ai l'intention de garder À VIE, donc oui, cela a été facile, sans aucune frustration.

Le mental a beaucoup joué également. Pendant longtemps, je me disais : tu es énorme, tu devrais maigrir... Je commençais un régime mais je ne tenais pas. Là, je n'ai pas fait de vrai régime mais surtout un changement de mode de vie et ça a fait la différence.

Des astuces, des rituels, du sport ?

Je bois des jus de légumes tous les jours. Je vais courir de temps en temps, et je fais du renforcement musculaire tous les matins chez moi.

Et maintenant ?

Je me détestais, j'étais incapable de me voir dans une glace sans pleurer, je m'habillais comme un sac... Aujourd'hui, je m'aime à nouveau, j'ai presque retrouvé mon corps d'avant, j'ai perdu quatre tailles de vêtements. Je prends plaisir à m'habiller, à me regarder. Je dois même bientôt faire un shooting photo, ce que je n'aurais jamais fait avant !

J'ai un nouveau mode de vie et je compte bien le garder... Je ne prends plus aucun traitement et je ne souffre plus du tout, et surtout, je me sens bien dans ma tête et dans mon corps !

Quand tu as envie d'abandonner, pense à pourquoi tu as commencé.

–ANONYME–

Le DÉFI de la Semaine

Boire au moins 1,5l d'eau par jour (si vous n'avez pas encore réussi, sinon, choisissez un autre objectif et coloriez les étoiles à la place!).

Mais au fait, vous continuez bien à boire votre eau citronnée le matin, n'est-ce pas?!

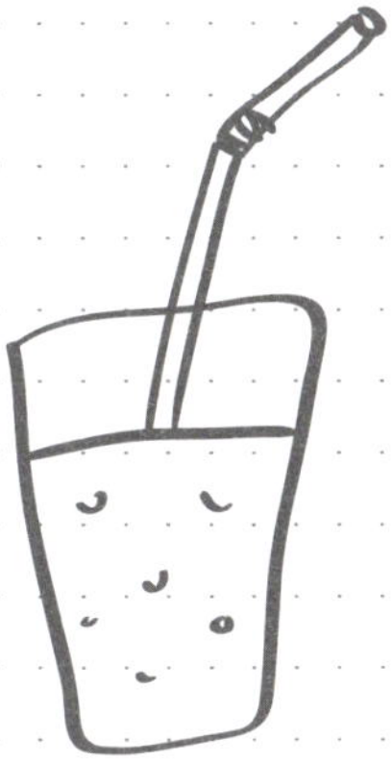

ALORS HOP, AU DÉFI :
Coloriez une étoile à chaque jour réussi!

ASTUCE DE LA SEMAINE

Brossez-vous les dents après chaque repas. Une fois les dents brossées, on a moins le goût du dessert en bouche, donc moins envie d'un "reviens-y"... et puis, comme on ne va pas se brosser les dents 12 fois par jour, on sera moins tentée !

La TO-DO LISTE de la Semaine

- [ ] *Je me pèse.*
- [ ] *Je prends mes mesures et je les note.*
- [ ] *Je fais ma liste de courses.*
- [ ] *Je bois de l'eau tiède avec le jus d'un demi-citron chaque matin, à jeun.*
- [ ] *Je continue les séances de sport.*
- [ ] *Je continue sur ma lancée, manger sainement, ça me plaît !*
- [ ] *Je bois au moins 1,5 l d'eau par jour.*
- [ ] *J'essaie mon pantalon témoin.*
- [ ] *Je souris !*
- [ ] *Je me brosse les dents après chaque repas.*

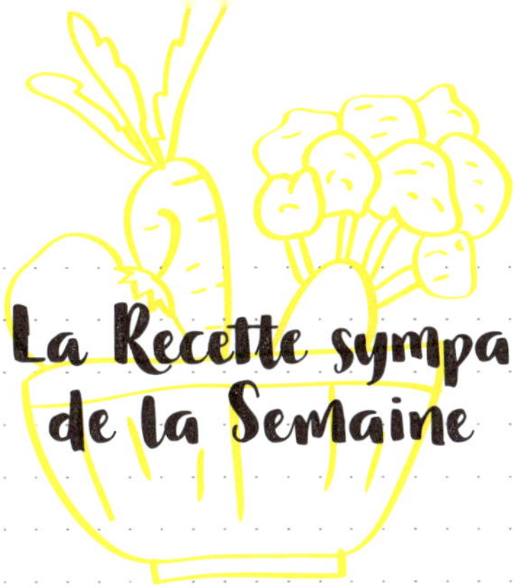

LE FLAN DE COURGETTES

POUR 1 PERSONNE

- 200 g de courgettes
- 1 c.s. de Maïzena®
- 10 cl de lait demi-écrémé
- 6 cl de crème fraîche (allégée ou non)
- 1 œuf
- 1 tranches de dinde/jambon
- 30 g de gruyère râpé (allégé ou non)
- Sel, poivre

1. Coupez les courgettes en cubes et faites-les cuire à la vapeur pendant 20 min environ.
2. Préchauffez le four à 210 °C.
3. Dans un saladier, délayez la Maïzena® dans le lait.
4. Ajoutez-y la crème fraîche et l'œuf battu.
5. Ajoutez la tranche de dinde ou de jambon découpée en morceaux et 10 g de gruyère.
6. Salez, poivrez, versez dans un plat à gratin et incorporez les courgettes.
7. Saupoudrez avec le gruyère restant.
8. Enfournez pour 30 min de cuisson.

Dégustez, savourez, kiffez !

À titre indicatif ce plat représente environ 340 kcal (dans sa version allégée).

Se forcer à boire de l'eau (pour que ça devienne une habitude)

L'eau, c'est vraiment votre alliée dans votre rééquilibrage alimentaire. Et boire entre 1,5 et 2 l d'eau par jour, c'est réellement une vraie habitude à prendre au quotidien.

Notre cerveau et notre corps ont besoin d'être hydratés. Et quand on ressent la soif, c'est qu'il est déjà trop tard, puisqu'elle est le signe de la déshydratation, avec, parfois, les maux de tête qui l'accompagnent. Il faut donc ANTICIPER la soif et prendre de nouvelles habitudes si vous êtes du genre dromadaire du désert. Pour adopter de nouveaux réflexes, il faut parfois un peu se forcer au démarrage... dans quelques semaines, vous verrez, si vous n'avez pas d'eau à portée de bouche, vous allez vous en rendre compte rapidement. En attendant, voilà quelques astuces pour vous aider :

- **Avoir toujours de l'eau** à portée de main. À la maison, laissez-en une bouteille à côté de votre lit, une dans la cuisine, une sur votre bureau... où vous pouvez. Et quand vous sortez, prévoyez la gourde ou la petite bouteille.
- **N'attendez pas d'avoir soif pour boire.** Dès que vous y pensez, buvez. Une gorgée, un verre... mais buvez ! Comment ça je deviens relou avec mes ordres ?!
- **Buvez avant, pendant et après** l'activité physique. C'est hyper important pour votre organisme, et également pour éviter les crampes ; parce que clairement, les crampes, ça fait mal, on n'en veut PAS ! À noter : les jours où vous faites du sport, il faut boire encore plus !
- **Notez le nombre de verres, ou de petites bouteilles, bus dans la journée.** Cela permet de se rendre compte de ce qu'on a réussi à boire ou pas.
- **Variez les plaisirs :** eau plate et gazeuse, tisane... en mug, en bouteille ou avec une jolie paille... Voilà qui va permettre de ne pas se lasser !
- **Boostez** votre consommation d'eau. Laissez infuser différents fruits selon le moment de la journée : citron le matin, feuilles de menthe à l'heure de l'apéro, fraises au goûter...
- **Donnez-vous des repères :** commencez la journée par un grand verre d'eau, prenez-en un autre en arrivant au boulot, puis au moment de la pause-café... Ceux-là seront acquis !
- **Commencez chaque repas** par un grand verre d'eau. Cela vous calera un peu et vous évitera de trop manger.
- **Si vous avez un petit creux**, commencez également par prendre un grand verre d'eau.
- **Vous êtes en soirée, ou à l'apéro ?** Entre chaque cocktail, buvez un grand verre d'eau ! L'alcool déshydrate, et c'est ça qui vous fait mal au crâne le lendemain... Le verre d'eau vous permettra de vous réhydrater... et de ne pas avoir le cerveau dans le brouillard !

Le cas du petit creux

Le petit creux, c'est celui qui arrive comme un cheveu sur la soupe alors que quelques minutes auparavant, on aurait pu se féliciter d'avoir vraiment bien géré pour le repas de midi. Il déboule sans crier gare et amène avec lui des envies absolument pas healthy. Comment le vaincre ou le faire taire ? En le reconnaissant, en le cernant, en le comprenant, et surtout, en l'éloignant sainement !

Posez-vous la question suivante : pourquoi ce petit creux ? Est-ce une fringale, une envie ?
Si vous venez de sortir de table et que vous êtes bien calée du dîner, mais que vous squattez le canapé devant une émission sur les pâtisseries à travers le monde, il y a de fortes chances que ce ne soit pas un vrai petit creux, mais simplement une envie de grignoter.
Si par contre vous avez faim entre deux repas, en fin de matinée ou en milieu d'après-midi, voire peu de temps avant le dîner, c'est votre organisme qui vous réclame de manger (avec en général les petits gargouillis du ventre pour s'annoncer en fanfare !). Et là, il vaut mieux céder sainement à ce besoin que se jeter ensuite sur la nourriture comme un lion affamé. Comment ?

Voilà de quoi satisfaire aux exigences de la fringale, ou l'éviter au maximum :

• Logique mais c'est nécessaire de le rappeler : **en mangeant suffisamment aux repas principaux**, vous minimisez les petits creux. En rééquilibrant les principaux repas, en consommant des féculents, des légumes et viande/poisson/œuf, vous devez ressentir un réel effet de satiété.

• Posez-vous la question : **pourquoi est-ce que je veux manger ça ?** Est-ce de la nourriture « doudou » ? Si oui… est-ce que ça en vaut VRAIMENT la peine ?

• **Buvez, buvez, buvez !** En cas de petit creux, avant de sauter sur tout ce qui sent bon, prenez un grand verre d'eau. Ça cale, ça calme.

• **Ne zappez pas le goûter.** Oui, c'est normal d'avoir une petite faim en milieu de journée. Alors mangez ! Mais pas n'importe quoi…

• Prévoyez au frigo ou dans un petit sachet pique-nique des **morceaux de carottes crues**. Un vrai petit plaisir healthy !

• **Mangez des pommes !** Quitte à passer pour Laura Ingalls, mais tant pis. Prévoyez une pomme dans votre sac pour les petits creux. Croquez-la en prenant votre temps.

• Octroyez-vous quelques **amandes, noix et fruits secs** pour les vraies fringales accompagnées d'un coup de fatigue, cela vous redonnera de l'énergie.

• Si les petits creux déboulent toujours en milieu ou fin de matinée, essayez d'ajouter des **protéines lors de votre petit déjeuner**, elles prennent plus de temps à être digérées !

• Si c'est une grosse envie du soir, devant la télé, **prenez un carré de chocolat**, mais accompagné d'un thé à commencer avant. Cela vous donnera un petit goût sucré, sans frustration.

Idées de récompenses qui font du bien

Eh oui, le premier mois est bientôt fini, et vous devez sûrement avoir quelques jolies victoires à fêter ! Voici donc quelques idées de récompenses motivantes et qui, cerise sur le yaourt nature (on ne va pas abuser du gâteau sous la cerise, on est d'accord ?!), vont vous aider à atteindre vos objectifs.

- **Le massage minceur :** il en existe différentes sortes, mais clairement, ce ne sont PAS des massages détente, puisque ça fait quand même un peu mal ! Mais si vous avez envie d'associer le massage minceur au rééquilibrage et au sport, cela peut être une chouette idée !

- **Le massage détente :** celui-là, il ne fera pas perdre de cellulite ou de centimètres de tour de cuisses… mais il vous fera gagner en bien-être et en sérénité. Du coup, c'est une vraie récompense, qui vous aidera quand même dans l'atteinte de vos objectifs puisque vous serez zen et mieux dans votre peau !

- **La tenue de sport** qui fait classe, des baskets de running ou des petits haltères pour vous motiver.

- **Une balance de cuisine** ou un pèse-personne au top !

- **L'inscription à un cours** de sport ou en salle de sport.

- **Une montre connectée** pour calculer vos pas sur la journée.

- **Une ceinture abdominale** à électrostimulation pour travailler les abdos n'importe où, les jours sans sport (et, soyons claires, à utiliser en complément du sport !).

- **Un blender** pour se faire des smoothies healthy !

- Un restau. Ben quoi ?!

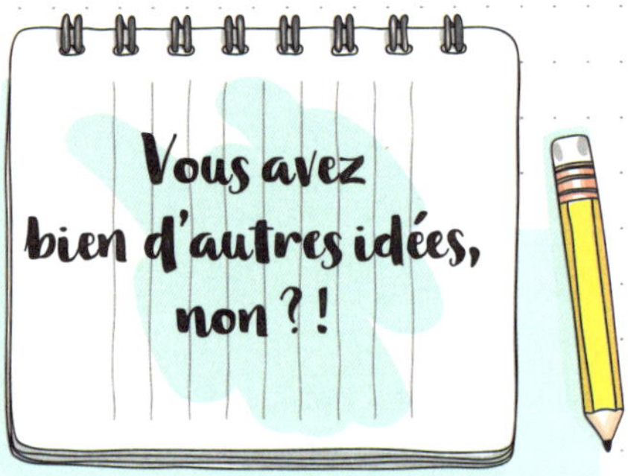

☐

☐

☐

☐

☐

☐

La marche : comment faire un max de pas chaque jour

L'Organisation mondiale de la santé l'affirme : les adultes âgés de 18 à 64 ans devraient pratiquer au moins, au cours de la semaine, 150 minutes d'activité d'endurance d'intensité modérée ou au moins 75 minutes d'activité d'endurance d'intensité soutenue.
La marche est l'un des moyens les plus faciles de se bouger la couenne. Si l'indication des 10 000 pas par jour est un mythe, utilisé au départ pour une opération marketing (à l'occasion des J.O. de Pékin en 1964 !), marcher 6 000 pas par jour équivaudrait à un temps d'exercice de 30 minutes. Et plus vous arriverez à marcher, mieux ce sera !

Alors comment réussir à caser des pas en plus dans une vie déjà bien remplie ? Petites astuces :

• Essayez de faire certains **petits trajets à pied** plutôt qu'en voiture : maison/école, boulot/salle de sport, maison/boulangerie... petit à petit, vous y prendrez goût.

• Si vous utilisez les transports en commun, prenez l'habitude de **descendre un arrêt avant le vôtre**, ce sera toujours ça de fait !

• Si votre téléphone ne compte pas les pas, investissez dans un **petit podomètre** ou dans une montre connectée, pour vous motiver.

• Vérifiez combien de pas vous faites en règle générale, et puis augmentez petit à petit de **500 pas en 500 pas**... Ça se fait vite, finalement !

• Garez-vous tout au bout du parking plutôt que juste devant l'entrée, ces quelques pas en plus ne coûtent pas grand-chose, mais mis bout à bout, ça fait des kilomètres à la fin du mois !

• Désignez-vous pour être celle qui **promène le chien** !

• Mettez de la musique dans vos écouteurs, ou prenez un abonnement pour écouter vos livres sur votre smartphone... Ça passe plus vite quand on pense à autre chose !

• Embarquez une copine dans vos promenades, vous pourrez discuter !

• Faites une petite **balade digestive** le dimanche après manger !

• Notez-le dans les **objectifs de ce carnet**, cela vous fera une motivation supplémentaire !

• Achetez un stepper, et si vous n'avez pas bougé de la journée, finissez votre quota de pas sur le stepper, devant le feuilleton du soir (oui on peut marcher en regardant *L'Amour est dans le pré*).

Le témoignage d'Angela,

32 ans, 2 enfants de 5 ans et 2 ans et demi

Des motivations ?

J'ai décidé de commencer un rééquilibrage alimentaire à la fin de l'année 2016. Il n'y a pas eu de véritable déclic, plutôt une série de petites choses. Une blogueuse que je suivais sur les réseaux sociaux et dont la réussite m'a donné envie, pour commencer.

Cela faisait un bout de temps que je ne pouvais plus me voir en peinture… J'en avais assez de m'habiller avec des vêtements qui ne me plaisaient pas vraiment, assez d'être essoufflée au moindre effort. J'imaginais tout le temps que pour me décrire les gens devaient utiliser des termes comme "la grosse", "la fille forte"… Et enfin, j'ai décidé que 2 enfants c'était bien, que je n'en voulais pas de troisième et que j'allais donc m'occuper un peu de moi aussi !

Le 5 janvier j'ai donc commencé un régime à points (Weight Watchers®) sur Internet, avec 92 kg au compteur. Je me suis inscrite pour sept mois, en ayant comme premier objectif - 20 kg. Je pensais que ça prendrait plus de sept mois mais j'étais bien décidée à prendre mon temps. En me mettant à noter tout ce que je mangeais, je me suis vite rendu compte qu'avant de commencer ce rééquilibrage, je mangeais beaucoup, beaucoup trop. Trop de pâtes, trop de graisses, trop de sucre. Je ne m'interdisais jamais rien. Je finissais les assiettes de mes enfants, leurs paquets de gâteaux, leur menu au fast-food… Et nous mangions très mal : restauration rapide, pizzas toutes les semaines. Bref, les kilos ne sont pas arrivés par magie…

Des résultats ?

J'ai perdu très vite du poids, en suivant le programme à la lettre. Je notais et pesais tout ce que je mangeais. Comme la perte de poids était rapide et les résultats vite visibles, le moral a bien sûr suivi la même tendance et tout ça m'a aidée à continuer sans jamais me démotiver. J'ai perdu en moyenne 1 kg par semaine. En sept mois j'avais donc perdu 28 kg.

Des astuces, des rituels, du sport ?

Je n'ai pas fait de sport pendant cette période, je n'avais pas le temps… et surtout trop honte de me montrer… Je viens seulement de m'inscrire à un cours de zumba d'une heure par semaine maintenant que je n'ai plus aussi honte de mon corps.

J'ai aussi des recettes fétiches, dont mon dessert favori : un fromage blanc avec du muesli non sucré, des framboises surgelées, de la stevia et un spéculoos émietté.

Et maintenant ?

Retrouver une bonne image de moi est encore ce qu'il y a de plus long… Nue, je ne vois absolument aucune différence avec mon corps d'avant. Et il m'arrive souvent de vérifier la taille sur l'étiquette de mes vêtements pour être sûre que cette perte de poids n'est pas juste un (beau) rêve…

L'après régime se passe plutôt bien pour le moment car c'était un rééquilibrage, qui donne simplement de bonnes habitudes alimentaires. Mais je reste vigilante quand même car je sais que la nourriture est pour moi un moyen de réconfort un peu trop facile.

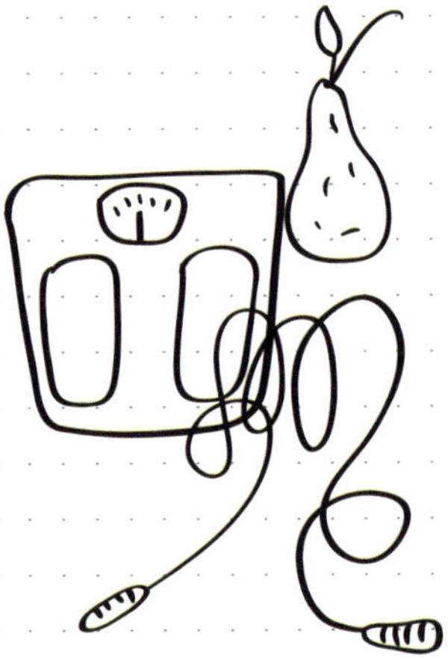

fin du premier mois

L'heure du bilan

Calendrier REPAS

Le calendrier du "Qu'est-ce qu'on mange ?" pour prévoir ses menus à l'avance et noter à côté une petite remarque pour se souvenir s'ils étaient bons et rassasiants !

SEMAINE 1	Petit déjeuner	Déjeuner	Goûter	Dîner
Lundi				
Mardi				
Mercredi				
Jeudi				
Vendredi				
Samedi				
Dimanche				

SEMAINE 2	Petit déjeuner	Déjeuner	Goûter	Dîner
Lundi				
Mardi				
Mercredi				
Jeudi				
Vendredi				
Samedi				
Dimanche				

SEMAINE 3	Petit déjeuner	Déjeuner	Goûter	Dîner
Lundi				
Mardi				
Mercredi				
Jeudi				
Vendredi				
Samedi				
Dimanche				

SEMAINE 4	Petit déjeuner	Déjeuner	Goûter	Dîner
Lundi				
Mardi				
Mercredi				
Jeudi				
Vendredi				
Samedi				
Dimanche				

Calendrier de SPORT

Notez ici les jours de sport, la durée, l'intensité (de 1 à 10 par exemple).

	Semaine 1	Semaine 2	Semaine 3	Semaine 4
Lundi				
Mardi				
Mercredi				
Jeudi				
Vendredi				
Samedi				
Dimanche				

Bilan du mois 1

Et voilà ! Premier mois : check ! Avez-vous bien rempli vos défis ? Avez-vous constaté un mieux-être ? Avez-vous réussi à bouger ? Je suis sûre que vous avez tenu, et vous pouvez d'ores et déjà être fière de vous. Prenez un moment pour finir de remplir ces tableaux, cela vous servira aussi en cas de coup de mou.

LE TABLEAU DES MESURES

	Tour de taille	Tour de hanches	Tour de cuisses	Tour de bras
semaine 1				
semaine 2				
semaine 3				
semaine 4				

LE TABLEAU DES HUMEURS; ON NOTE SUR 5, 0 ÉTANT LA PIRE ET 5 LA MEILLEURE

	Forme générale	Humeur	Fierté ressentie
semaine 1			
semaine 2			
semaine 3			
semaine 4			

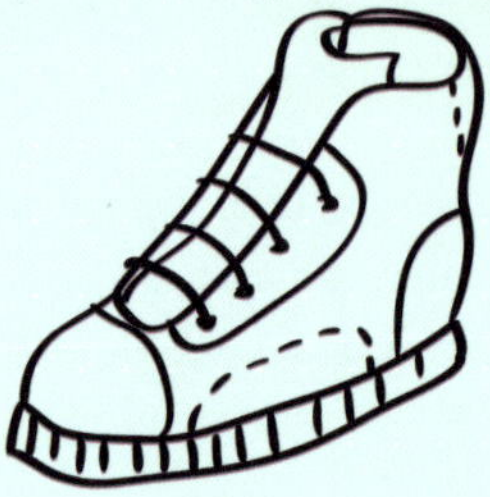

LE TABLEAU DU POIDS (OU DU NOMBRE DE KG PERDUS)

	Poids	Perte	Cumul de perte
semaine 1			
semaine 2			
semaine 3			
semaine 4			

LE TABLEAU DES DÉFIS RÉUSSIS

	Faire du sport	Faire ses menus à l'avance	Boire de l'eau citronnée	Boire 1,5 l d'eau par jour
semaine 1				
semaine 2				
semaine 3				
semaine 4				

Mes petites notes sur ce premier mois

LES DÉFIS

L'HUMEUR

LE SPORT (J'AI AIMÉ, J'AI MOINS AIMÉ...)

MES SENTIMENTS D'ÉCHEC, MES RÉUSSITES

QUAND J'AI CRAQUÉ, C'EST PARCE QUE...

MES RÉCOMPENSES

MES RECETTES PRÉFÉRÉES

MES ASTUCES

MES PETITS RITUELS QUI FONT DU BIEN

COMMENT JE ME SENS À LA FIN DE CE PREMIER MOIS ?

C'EST LE SECOND MOIS QUI DÉBUTE, ET VOUS DEVEZ CERTAINEMENT AVOIR COMMENCÉ À ACQUÉRIR QUELQUES RÉFLEXES. C'EST LE MOMENT DE LES TRANSFORMER EN HABITUDES, À GARDER POUR TOUJOURS.

Continuez, dans la mesure du possible, à relever les défis donnés le premier mois. Gardez du temps pour prendre soin de vous, pour vous poser, respirer tranquillement et réfléchir au mois à venir.

Quels sont vos envies, vos besoins ? Sur quoi avez-vous eu des difficultés lors des quatre premières semaines ? Il n'est jamais trop tard pour faire évoluer vos habitudes de façon positive.

ALORS, C'EST À NOUVEAU PARTI !

mois 2

Le mois des bonnes habitudes

Croyez en vos rêves et ils se réaliseront peut-être. Croyez en vous et ils se réaliseront sûrement.

-MARTIN LUTHER KING-

Le DÉFI de la Semaine

Votre défi, si vous l'acceptez, sera de vous coucher une demi-heure plus tôt (minimum!) chaque soir!

Qui veut aller loin ménage sa monture...
Oui, bon, ça fait office de citation mystère,
alors je vais être plus claire.
Cette semaine, on va se pencher
sur la question du sommeil.

ALORS HOP, AU DÉFI :
Coloriez une étoile à chaque jour réussi!

ASTUCE DE LA SEMAINE

Baissez de quelques degrés la température de votre chambre. L'organisme dépense plus de calories s'il fait plus froid... et vous dormirez mieux!

La TO-DO LISTE de la Semaine

- [ ] Je me pèse. (Et je saute de joie) (si !)
- [ ] Je prends mes mesures et je les note.
- [ ] Je me renseigne sur les fruits et légumes de saison et je fais ma liste de courses en fonction !
- [ ] Je bois de l'eau tiède avec le jus d'un demi-citron chaque matin, à jeun.
- [ ] Je continue les séances de sport.
- [ ] Je continue à manger sainement, et j'évite les grignotages.
- [ ] Je bois au moins 1,5 l d'eau par jour.
- [ ] J'essaie mon pantalon témoin.
- [ ] Je m'offre une petite récompense, non ? !
- [ ] Je me brosse les dents après chaque repas.
- [ ] Je me couhe une demi-heure plus tôt chaque soir.
- [ ] Je baisse la température de ma chambre de quelques degrés la nuit.

Les fruits et légumes de saison

À chaque mois de l'année ses fruits et légumes de saison… Les connaître permet de s'ancrer dans une démarche de consommation saine… et de se donner des idées pour les repas, en prime ! Et comme on trouve de tout dans les rayons du primeur au supermarché, voici un petit mémo par mois !

Janvier

FRUITS : citron, clémentine, kiwi, mandarine, orange, pamplemousse, poire, pomme.

LÉGUMES : ail, betterave, carotte, céleri, choux de Bruxelles, courge, endive, épinards, navet, oignon, panais, poireau, pomme de terre, salsifis, topinambour.

Février

FRUITS : citron, clémentine, kiwi, mandarine, orange, pamplemousse, poire, pomme.

LÉGUMES : ail, betterave, carotte, céleri, choux de Bruxelles, endive, frisée, mâche, navet, oignon, panais, poireau, pomme de terre, salsifis, topinambour.

Mars

FRUITS : citron, kiwi, mandarine, orange, pamplemousse, poire, pomme.

LÉGUMES : asperge, betterave, blettes, carotte, céleri, choux de Bruxelles, endive, épinards, frisée, navet, oignon, poireau, pomme de terre, radis, salsifis, topinambour.

Avril

FRUITS : citron, pamplemousse, pomme, rhubarbe.

LÉGUMES : asperge, betterave, blettes, carotte, endive, épinards, navet, oignon, panais, poireau, pomme de terre, radis.

Mai

FRUITS : cerise, fraise, framboise, rhubarbe.

LÉGUMES : ail, asperge, aubergine, betterave, blettes, carotte, céleri, chou-fleur, concombre, courgette, épinards, laitue, navet, oignon, petits pois, poireau, pomme de terre, radis.

Juin

FRUITS : abricot, cassis, cerise, fraise, framboise, groseille, melon, pomme.

LÉGUMES : ail, artichaut, aubergine, betterave, blettes, carotte, céleri, chou blanc, chou-fleur, concombre, courgette, épinards, fenouil, laitue, navet, oignon, poireau, petits pois, poivron, pomme de terre, radis.

Juillet

FRUITS : abricot, cassis, cerise, fraise, framboise, groseille, melon, mirabelle, nectarine, pêche, pomme, prune.

LÉGUMES : ail, artichaut, asperge, aubergine, betterave, blettes, carotte, céleri, chou blanc, chou-fleur, concombre, courgette, épinards, fenouil, haricots, laitue, maïs, oignon, poireau, petits pois, poivron, pomme de terre, radis, tomate.

Août

FRUITS : abricot, cassis, figue, framboise, melon, mûre, myrtille, nectarine, pastèque, pêche, poire, pomme, prune, pruneau.

LÉGUMES : ail, artichaut, betterave, blettes, carotte, céleri, chou blanc, chou-fleur, concombre, courgette, épinards, fenouil, haricot, laitue, maïs, oignon, poireau, poivron, pomme de terre, radis, tomate.

Septembre

FRUITS : melon, mûre, myrtille, pamplemousse, pastèque, pêche, poire, pomme, prune, pruneau, raisin.

LÉGUMES : ail, artichaut, aubergine, betterave, blettes, carotte, céleri, chou blanc, chou-fleur, choux de Bruxelles, concombre, courgette, épinards, fenouil, haricot, laitue, maïs, oignon, poireau, poivron, pomme de terre, radis, tomate.

Octobre

FRUITS : coing, pamplemousse, poire, pomme, raisin.

LÉGUMES : ail, aubergine, betterave, brocoli, carotte, céleri, chou blanc, chou-fleur, concombre, courge, courgette, endive, épinards, fenouil, frisée, haricot, laitue, maïs, oignon, poireau, poivron, pomme de terre, radis.

Novembre

FRUITS : coing, kiwi, mandarine, orange, pamplemousse, poire, pomme, raisin.

LÉGUMES : ail, betterave, brocoli, carotte, céleri, chou blanc, chou-fleur, choux de Bruxelles, courge, endive, épinards, fenouil, frisée, laitue, mâche, navet, oignon, poireau, potiron, pomme de terre.

Décembre

FRUITS : kiwi, mandarine, orange, pamplemousse, poire, pomme.

LÉGUMES : ail, betterave, carotte, céleri, choux de Bruxelles, courge, endive, épinards, mâche, navet, oignon, poireau, potiron, pomme de terre.

Si vous le pouvez, si vous avez le temps, filez voir les petits producteurs locaux !

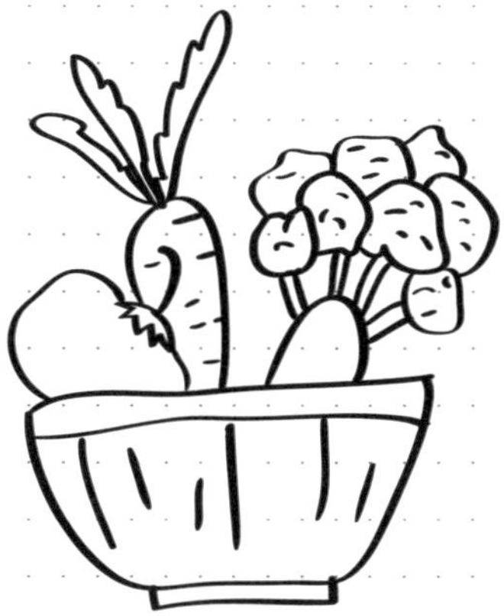

Dormir, c'est pas pour les faibles !

Moins on dort, plus on a faim et plus on fabrique de cellules adipeuses. La raison de ce cercle vicieux ? Une carence en sommeil élève les concentrations sanguines de la ghréline, l'hormone qui stimule l'appétit, tout en réduisant la leptine, l'hormone qui régule à la fois la satiété et une partie du processus stockage-délestage adipeux.

EN GROS : QUI DORT, DÎNE.

Et puis, il faut l'avouer : moins on dort, plus on est d'humeur chafouine, moins on a envie de bouger... Bref, dormir, c'est pour les forts. Mais ça n'est pas toujours évident.

Voici quelques conseils pour bien dormir :

• **Manger léger le soir**, et de préférence minimum deux heures avant de se coucher. Éviter le sucre pour ne pas le stocker ensuite inutilement (en plus, ne dit-on pas aux enfants que manger trop de bonbons donne des cauchemars ?).

• **Se prendre une petite tisane** avant de se coucher. Pas trop avant, pour ne pas avoir envie de faire pipi toute la nuit, on est d'accord ?!

• Si on a du mal à se détendre, prendre un **bain relaxant**. Pas trop chaud, le bain !

• **Se démaquiller**. Vraiment. Oui, ça peut sembler absolument normal, mais parfois, on a la flemme, on se brosse les dents tout en pensant mentalement à ce qu'on va faire le lendemain... alors on se démaquille, en profondeur, et on hydrate bien sa peau.

• On se met en mode **« fais de beaux rêves »** :
- un temps pour se souvenir de ce qu'on a fait de cette journée et en dresser un petit bilan.
- un temps pour se situer dans la journée du lendemain...
- ... et ensuite, on pense au moment présent.
- **lire quelques pages d'un chouette bouquin** (quelques pages, pas le livre en entier !), et on se pose pour la nuit.

• On pratique quelques **exercices de respiration** pour s'aider à se mettre en mode zen.

• **On ne met pas le chauffage à fond.** D'une, c'est bon pour la planète, et de deux, vous dormirez mieux. Promis. Besoin d'une raison supplémentaire ? Le corps brûle plus de calories quand il fait frais !

Allez, bonne nuit !

Light or not light ? That is the question !

Je ne sais pas si vous avez remarqué, mais depuis un mois maintenant, quand on parle recettes, je laisse toujours le choix entre light ou non.
De façon personnelle, certains produits allégés m'ont bien aidée dans mon processus de rééquilibrage alimentaire. Mais encore une fois, il faut modérer le propos et aller voir au cœur des ingrédients proposés si ça vaut le coup ou non.

AVANTAGES : effectivement, la plupart du temps, les produits dits « light » sont bien moins caloriques que leurs homologues « normaux ». Quand on est en phase de perte de poids, cela peut donc bien évidemment être un petit plus. Ce sera vrai pour certains yaourts ou fromages blancs, pour les sodas ou pour la crème fraîche.

INCONVÉNIENTS : niveau goût, un fromage ou une crème fraîche allégés n'ont pas la même saveur que leurs copains non light.
Quant à certains gâteaux estampillés light, il faut se méfier. Oui, ils sont allégés en matière grasse, mais vérifiez bien qu'il n'y a pas plus de sucre... parfois, la différence calorique n'est donc pas franchement un truc de foufou ! En gros, il faut bien lire les étiquettes. « Allégé » n'est pas synonyme de : « Zéro calorie, foncez, gobez à volonté ! »
Enfin, manger allégé pendant un temps, c'est bien... mais cela habitue également notre organisme. Or, sur du long terme, l'essentiel, c'est de pouvoir manger de tout, de se faire plaisir, mais de conserver l'équilibre de nos repas, non ?

CONCLUSION

C'est à vous de décider. Le light peut être une bonne alternative ponctuellement. Mais n'oubliez pas qu'une fois vos objectifs atteints, au moment de la stabilisation, l'important sera de pouvoir réintégrer certains produits non light dans votre alimentation de façon raisonnée !

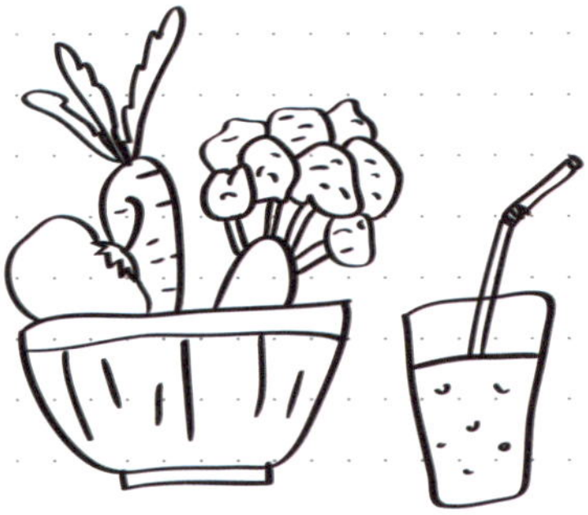

La balance, j'm'en balance ?

On aimerait pouvoir dire qu'on s'en balance, de notre balance. Ou parfois, on a plutôt envie de la balancer par la fenêtre, au choix.

En quoi la balance est-elle à la fois notre meilleure amie et notre pire ennemie ?

La balance est notre meilleure amie quand le poids affiché est plus bas d'une fois sur l'autre, quand on descend symboliquement d'une dizaine, ou quand elle n'affiche aucun changement alors qu'on a l'impression d'avoir fait quelques écarts. *A contrario*, dès qu'elle n'affiche plus aucune progression dans notre courbe (descendante) de poids, elle devient un véritable fléau.
Le conseil à retenir, ce serait un peu comme quand on lit notre horoscope : sourire s'il annonce d'excellentes nouvelles, et se dire que c'est vraiment n'importe quoi quand il prédit une journée orageuse (oui, comme la météo aussi, c'est vrai !).

Pourquoi la balance est une copine pas tout à fait fiable ?

Parce qu'elle en a marre de se faire marcher dessus et insulter quand ça ne va pas comme on l'espère, voilà la seule et unique raison !
Trêve de plaisanterie, la balance peut devenir notre pire ennemie quand on devient addict à elle. Ce n'est PAS en se pesant 12 fois par jour, avant et après pipi, qu'on aura un indice précis de notre perte de poids.

Et en plus, parfois, la balance est une sacrée coquine.

Vous avez fait hyper attention à votre alimentation, vous avez fait du sport, vous vous sentez moins serrée dans votre jean... et la balance accuse 1kg de plus à l'affichage, vous narguant de son écriture ? Laissez-la de côté. Vous avez peut-être pris du muscle, qui pèse son poids, et là, la balance ne pourra rien pour vous.
L'important, c'est quoi ? Un chiffre sur une machine (qu'on peut mythonner si on veut, personne ne va aller vérifier quand même, non ?) ou se sentir bien dans ses baskets, dans sa petite jupe et dans sa tête ?
Voilà.

Conclusion : la balance est une amie, si tant est qu'on ne fasse pas toujours attention qu'à elle, qu'on n'y devienne pas addict et qu'on ait d'autres amis (enfin, d'autres façons de voir les résultats !).

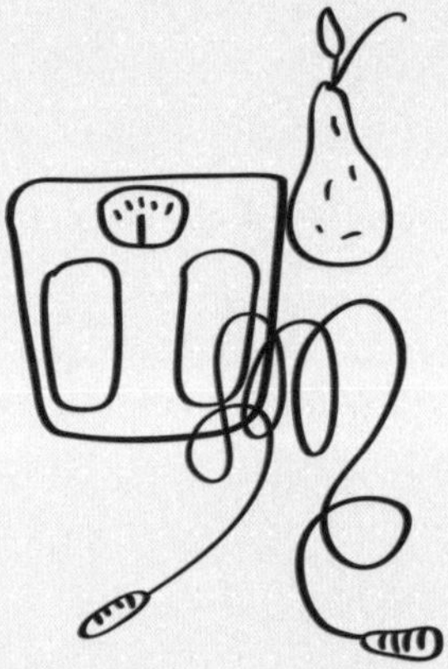

Le cardio

Lors du premier mois de ce motivation book, vous vous êtes remise au sport en douceur et avez (re)découvert ceux qui vous convenaient le mieux. Vous vous êtes (normalement !) mise au gainage (ou en tout cas vous avez essayé… si c'est le cas, persévérez !). Vous avez également pu noter comment faire un maximum de pas chaque jour.

Lors de ce second mois, on va se fixer quelques nouveaux objectifs sport : bouger, transpirer, se muscler le corps et se forger un mental d'acier. Joli programme non ? (Oui, je sais, en théorie, c'est parfait… en pratique cela risque d'être plus compliqué !)
Sachez d'ores et déjà que si vous êtes dans une optique de perte de poids, il va falloir privilégier le cardio, pour transpirer au maximum. Petite note au passage : ce n'est pas le fait de transpirer qui fait perdre du poids, on est d'accord ? Par contre, cela montre qu'on a bien galéré… et donc bien bougé !

Alors voici quelques idées pour pratiquer le cardio sans machine, à la maison :

• **LA MARCHE RAPIDE :** vous n'avez pas de stepper ? Alors montez et descendez les escaliers pendant 10 à 20 minutes, selon ce que vous pouvez. Le but, c'est de transpirer mais sans être hors d'haleine non plus, allez-y à votre rythme (et vérifiez toujours que vos lacets sont bien attachés avant de vous lancer !).

• **LE LEVER DE GENOUX :** essayez de lever les genoux (un à la fois !) le plus haut et le plus vite possible. 20 secondes, puis 30, puis une minute. Buvez bien entre chaque effort, laissez-vous le temps de reprendre votre souffle et recommencez.

• **LES JUMPING JACK :** ce sont des sauts à faire sur place. On commence les jambes écartées et les pieds bien ancrés dans le sol, bras le long des jambes. Et en sautant, on referme les jambes, pieds serrés, en mettant les bras à la verticale au-dessus de la tête. Et hop ! hop ! hop ! Pluuuuus vite !!!

À noter, la plupart des exercices font faire du cardio… Ce qui fait du bien, c'est d'en faire régulièrement, et de plus en plus longtemps. À force, vous ne soufflerez plus comme un vieux camion n'ayant pas passé le contrôle technique si vous êtes en retard le matin… Bien, non ?!

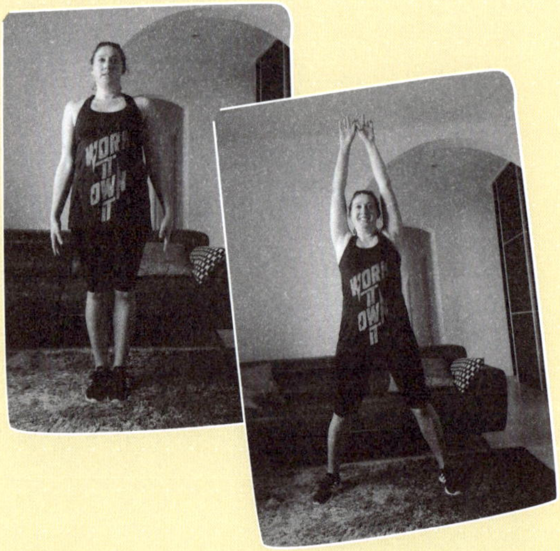

Le témoignage de Carine,

34 ans, 1 enfant de 4 ans

Des motivations ?

Après une expatriation de trois ans au Qatar (pays de la malbouffe en mode désert) et ma grossesse une fois rentrés en France dans une région qui n'était pas la nôtre (donc déprime et compagnie). J'avais 25 kg en trop après l'accouchement et l'allaitement.

Un jour, mon fils m'a échappé sur un parking, et je n'ai pas réussi à le rattraper... C'est mon mari qui l'a récupéré. Heureusement, nous habitons un petit village et il n'y avait personne sur le parking, mais si c'était arrivé ailleurs et que j'avais été seule... J'ai culpabilisé, je n'étais vraiment pas bien sur le moment. Je m'en suis voulu et je me suis dit : "Stop, faut que tu te remettes en forme !"

Je ne faisais plus du tout de sport (alors que j'en ai fait de 6 à 20 ans), et mon alimentation n'était pas top ; j'utilisais beaucoup de produits industriels pour la facilité...

Je voulais perdre du poids, j'avais pour objectif de perdre 20 kg en un an et demi... et je voulais surtout me sentir mieux et oser m'habiller comme j'avais envie et pas comme je me "supportais" le mieux.
J'ai suivi un rééquilibrage alimentaire en comptant les calories, grâce à une appli (Le Secret du Poids®).

Des résultats ?

J'ai vu les premiers résultats dès le premier mois, et à ma grande surprise ça m'a semblé facile ! Je pense que le fait de se sentir mieux et de ne pas être frustrée motive à s'y tenir et quand les résultats sont là, on ne peut que se sentir mieux et tenir le cap !

Des astuces, des rituels, du sport ?

J'ai banni du placard chocolat, bonbons... et je ne grignote plus. Je mange dans des petites assiettes, j'ai du coup bien diminué les quantités car en réalité je mangeais beaucoup trop. Je me pèse tous les 15 jours.

Au début, j'ai seulement suivi ce rééquilibrage alimentaire, et maintenant je fais un défi sportif (le Top Body Challenge®).

Et maintenant ?

Je me trouve mieux, mon mari a installé un miroir en pied... ce qui était banni jusqu'à maintenant ! Je peux de nouveau faire de longues balades avec mon fils sans être essoufflée au bout du premier kilomètre !

J'ai aujourd'hui atteint mon objectif ! Je me fais plaisir une à deux fois par mois avec un cheat meal qui fait du bien au moral... mais je reste vigilante. Je pense avoir atteint mon poids de forme donc je suis stabilisée mais je fais quand même attention à ne pas retomber dans mes vieux démons.

Crois que tu peux ; et tu auras fait la moitié du chemin.

– THÉODORE ROOSEVELT –

Le DÉFI de la Semaine

Chaque jour de la semaine,
faites un petit truc pour vous sentir belle :
mettez des chaussures que vous aviez
laissées au placard,
prenez rendez-vous chez le coiffeur,
offrez-vous une petite robe
ou un vernis à ongles…

Regardez-vous dans le miroir
comme les autres peuvent vous voir,
pas comme vous avez
le sentiment d'être.

Et dites-vous que vous êtes belle.

ALORS HOP, AU DÉFI :
Coloriez une étoile à chaque jour réussi !

☆ ☆ ☆ ☆ ☆ ☆ ☆

ASTUCE DE LA SEMAINE

Mettre du rouge à lèvres, c'est se sentir plus jolie… mais c'est aussi une astuce psychologique pour ne pas grignoter dans la matinée. Le rouge à lèvres doit rester !!!:)

La TO-DO LISTE de la Semaine

- [ ] Je me pèse. (Et je saute de joie) (si !)
- [ ] Je prends mes mesures et je les note.
- [ ] Je prépare mon menu de la semaine et je fais les courses.
- [ ] Je bois de l'eau tiède avec le jus d'un demi-citron chaque matin, à jeun.
- [ ] Je me mets au cardio !
- [ ] Je continue à manger sainement.
- [ ] Je bois au moins 1,5 l d'eau par jour.
- [ ] J'essaie mon pantalon témoin.
- [ ] Je me brosse les dents après chaque repas.
- [ ] Je me couche une demi-heure plus tôt chaque soir.
- [ ] Je fais une chose chaque jour pour me sentir belle.
- [ ] Je mets du rouge à lèvres !

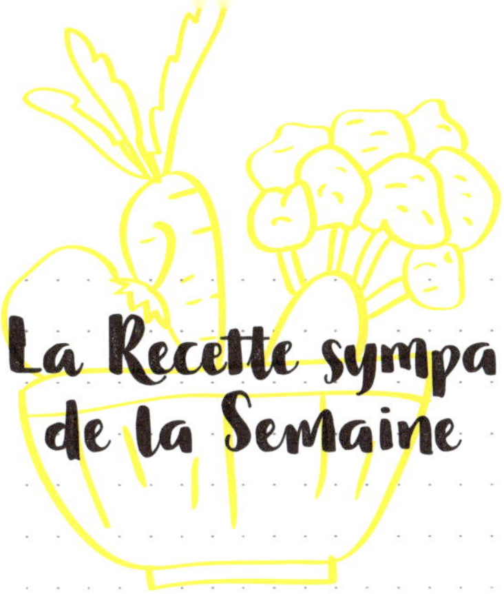

La Recette sympa de la Semaine

LE REPAS FÉTICHE DE CARINE : LE BOUILLON ASIATIQUE AUX CREVETTES

POUR 1 PERSONNE

- 1,5 l d'eau
- 1 c.c. de gros sel
- 1 cube de bouillon de légumes
- 1 pincée de gingembre en poudre
- Quelques pincées de coriandre
- 2 carottes
- 1 navet
- 120 g de crevettes
- 100 g de nouilles de soja crues

1. Faites bouillir l'eau avec le gros sel.
2. À ébullition, ajoutez le cube de bouillon, le gingembre, la coriandre et les légumes découpés en petits morceaux.
3. Laissez infuser les ingrédients dans le bouillon pendant 15 min, puis ajoutez les nouilles de soja et les crevettes et laissez chauffer 8 à 10 min (selon le temps de préparation noté sur le paquet de nouilles).

Humez. Kiffez. Savourez.

Les 10 commandements pour atteindre son objectif

1- Motivée tu seras, dans ta tête,
tout se jouera.

*

2- Avant de flancher, le « Pourquoi j'ai décidé
de me reprendre en main » tu reliras.

*

3- Des objectifs atteignables,
tu te fixeras.

*

4- Un régime pas draconien,
tu choisiras.

*

5- De l'eau,
tu boiras.

*

6- À ta fierté présente et à venir,
tu penseras.

*

7- Les écarts,
tu anticiperas.

*

8- Des récompenses,
tu t'offriras.

*

9- Que sur la balance,
tu ne miseras pas.

*

10- Ce que tu manges,
tu aimeras.

*

Et le 11e qui découlera de tout cela :
En te regardant dans le miroir,
BELLE, tu te trouveras.

Le repas du midi au boulot

Se préparer des petits repas équilibrés quand on est à la maison, c'est quand même plus facile que quand on est à l'extérieur. Quand on travaille, on est plus vite tentée par le menu sympa de la cantine ou par le petit restau italien entre collègues. Mais grâce à quelques petits conseils simples, même le repas du midi deviendra (presque) un jeu d'enfant !

1- S'il y a une cantine, prenez garde à ne pas trop saliver devant les desserts du chef, et à bien commencer le repas par des **crudités nature**.

2- Remplacez les frites par des féculents comme le riz ou les pâtes, et demandez plutôt une **double portion de légumes**.

3- Dans la mesure du possible, préparez vos **lunch box** la veille, en y intégrant suffisamment de choses à manger pour ne pas vous précipiter sur le distributeur de confiseries à la première pause-café venue.

4- Prenez une **pomme à manger** une heure avant le repas, surtout si vous avez prévu un restau de travail le midi.

5- Pour préparer votre lunch box, **prévoyez un peu plus large** quand vous cuisinez le soir, histoire d'avoir une jolie portion à emporter le lendemain.

6- Vous avez oublié de vous faire un petit repas ? Plutôt qu'un sandwich, choisissez une jolie **salade de crudités** avec sauce à part pour pouvoir gérer le dosage.

7- Vous avez vraiment envie d'un sandwich ? Prenez du simple : jambon ou thon-crudités, en **évitant la mayo** ! Finissez le repas par un fruit. Ou alors, mieux : faites-le vous-même chez vous avec du pain complet !

8- Prévoyez de la soupe que vous mettrez en bouteille et que vous pourrez reverser dans un mug en guise d'entrée.

9- Investissez dans un bento, ces lunch box compartimentées qui permettent de mettre différents aliments. C'est joli, coloré, et utile !

10- Octroyez-vous un restau de temps en temps, ça fait du bien au moral, et le moral, c'est essentiel !

Le secret d'un régime réussi

Il y a ce qu'on sait… et il y a ce qu'on fait. Et, à la moitié des 3 mois, il est nécessaire de refaire un point sur la théorie et la pratique.

SECRET NUMÉRO 1 : **y croire.**

Oui, vous flanchez parfois. Oui, les chiffres sur la balance ne sont pas toujours sympas. Oui, on s'en fout. L'important, c'est que vous devez savoir que vous allez y arriver. Vous êtes une warrior. Si, puisque j'vous le dis !

SECRET NUMÉRO 2 : **évoluer.**

Rome ne s'est pas faite en un jour. VOTRE corps de rêve non plus. Et changer ses habitudes alimentaires et sportives prend du temps. Vous tâtonnez parfois, vous vous trompez sûrement. Mais petit à petit, vous évoluez. Un rééquilibrage alimentaire, ce ne sont pas les 2 kg qu'on veut perdre avant l'été. C'est un mode de vie, une façon plus saine de faire et de vivre. C'est une chance que vous vous offrez.

SECRET NUMÉRO 3 : **partager.**

Bien évidemment que vous êtes assez forte pour y arriver seule. Mais partager, c'est se donner des chances supplémentaires. C'est montrer aux autres ce que vous entreprenez, et qui sait, les embarquer avec vous dans cette aventure.

SECRET NUMÉRO 4 : **aimer.**

Quand on aime, tout est plus facile (oui, c'est beau, on dirait du Baudelaire). Aimer, c'est aimer ce qu'on mange, les sports qu'on peut pratiquer, et surtout s'aimer soi-même. Et vu ce que vous êtes en train d'accomplir pour vous, croyez-moi, vous ne pouvez que vous aimer.

SECRET NUMÉRO 5 : **il n'y a pas de secret.**

Au fur et à mesure que vous vous construirez votre nouveau corps pour la vie, on vous demandera « quel est votre secret ? » (Comptez-les pour rire !) Le secret, c'est qu'il n'y en a pas. Un esprit sain dans un corps sain… voilà le vrai secret !

Exercices à la maison sans matériel

À faire minimum 2 ou 3 fois par semaine... mais plus, c'est mieux !

Vous avez envie de vous créer un petit programme sport à la maison mais vous n'avez pas de matériel ? Ne bougez pas, voilà des solutions (bon, par contre, après, c'est à vous de bouger !).

Voilà un petit programme d'entraînement assez complet, sans matériel... ou avec les moyens du bord !

Avant de commencer, il est important, en guise d'échauffement, de faire un peu de cardio... Piochez dans les idées données la semaine dernière (voir p. 78) !

Voilà, c'est fait ? Alors on peut commencer !

Les bras :
Vous pouvez remplacer les poids par des bouteilles d'eau (ou de lait, ou de ce que vous voulez, en fait) et ainsi passer d'un poids de 500 g à 1 kg dans chaque main ! Merveilleux !
Exemple : pour vous raffermir les bras (là, juste à l'endroit où ça pendouille !), le truc bien c'est l'envol de l'oiseau. Prenez une bouteille dans chaque main, les bras le long du corps, puis levez. Pas trop haut, malheureuse ! Faites-en 4 séries de 10.

Les abdos :
Allongez-vous, les jambes fléchies, sur un grand drap de plage plié en deux si vous n'avez pas de tapis. Le but, c'est de monter le haut du buste. Attention, vous devez regarder au plafond et laisser un espace suffisant entre votre menton et votre poitrine (imaginez qu'il y a la place de mettre une petite bouteille d'eau !). Faites-en 4 séries de 30 !

Les squats :
Debout, le dos bien droit, descendez comme si vous vouliez vous asseoir. Voilà. Un peu plus bas. Relevez-vous. Recommencez 10 fois... et faites-en 4 séries aussi !

Les burpees :
Le nom est mignon mais ne vous y fiez pas, c'est une torture ! Mettez-vous en position gainage (voir p. 51), sur les mains. Relevez-vous en effectuant un saut sur place. Recommencez. Plus vite ! Faites 4 séries de 10 !

Prenez le temps de bien vous relaxer ensuite, assise sur les genoux, la tête dans les mains, pour étirer le dos. Relevez-vous ensuite doucement, levez les mains au plafond, puis étirez vos jambes en prenant le pied dans votre main, à l'arrière de votre dos. Attention, les deux genoux doivent rester les plus collés possible !

N'hésitez pas, au fur et à mesure, à aller plus loin en cherchant d'autres exercices !

Le témoignage de Céline,

32 ans, 2 enfants de 6 et 5 ans

Des motivations ?

Je traînais depuis trop longtemps mes kilos et bourrelets en trop et je n'aimais pas mon corps. Invitée au mariage d'une amie avec des personnes jolies, minces et bien fringuées, j'ai voulu tenter quelque chose pour ne pas me sentir trop moche/grosse.

Je n'avais jusque-là jamais réussi à perdre du poids. Mais les deux dernières années, en mangeant sans faire attention à rien j'avais perdu 1 kg par an. C'est en montant sur la balance chez ma gynécologue que je me suis dit que si je faisais attention, je pourrais peut-être perdre plus.

Je ne faisais pas du tout de sport, sauf beaucoup de marche au travail. Je mangeais ce que je voulais quand je le voulais même si pas mal de fruits et légumes. Mon gros problème : les apéros ! C'est notre péché mignon du week-end, les apéros dînatoires. Et aussi un verre de vin de temps en temps le soir (pour finir la bouteille ouverte le week-end), ça, c'est fatal !

Mon objectif était de perdre un maximum pour le mariage de mon amie deux mois plus tard. Je ne me suis pas fixé de limite de poids car je n'avais aucune idée de ce dont j'étais capable, je ne croyais qu'à moitié que cela fonctionnerait ! J'espérais malgré tout pouvoir perdre du poids afin de me sentir mieux dans mon corps et ma tête le jour J et tous les autres. J'ai géré un rééquilibrage alimentaire toute seule, avec ce que je trouvais sur le Net.

Des résultats ?

Dès la première semaine, j'avais perdu un peu plus d'1 kg. Les résultats sur mon corps (et dans mes jeans), je les ai vus au bout d'un mois. J'étais motivée, j'ai eu des résultats rapidement, ce qui m'a aidée à ne pas lâcher. Avec ce "régime", j'ai eu le sentiment de pouvoir manger de tout sans me priver. Il suffisait de varier, d'adapter les recettes, de prévoir une salade légère le soir après un excès le midi... mais pas de frustrations.

Des astuces, des rituels, du sport ?

En cas de fringale, je prends des morceaux de fruits, un thé... En fait, j'ai eu le sentiment de n'avoir jamais autant mangé alors que je perdais du poids. Je me faisais un bol de dés de melon ou de grains de raisin pour "grignoter" devant une série le soir, bien plus sain que du chocolat ! Au goûter, je mange une biscotte.

Quant au sport, je n'ai jamais été très sportive et je me suis contentée au départ de modifier mes habitudes alimentaires. Mais très vite j'ai apprécié mon nouveau corps et j'ai eu envie de davantage, j'ai commencé à faire du vélo une fois par semaine pendant 45 minutes environ. Mon but est de m'y tenir chaque dimanche et de rajouter ensuite une session dans la semaine. Pendant l'hiver je pense remplacer par la natation.

Et maintenant ?

J'ai, pour la première fois depuis longtemps, accepté de me regarder plus de 30 secondes dans le miroir ; je me suis trouvée mince et agréable à regarder. J'espère perdre encore quelques kilos pour atteindre maintenant l'objectif de passer sous les 60 kg. Et j'espère que le sport m'aidera à affermir mes cuisses et à les accepter encore mieux.

Je vais prendre mon temps, je sais qu'avec l'hiver qui arrive cela sera plus difficile, mais je compte bien y arriver !

Chaque difficulté rencontrée doit être l'occasion d'un nouveau progrès.

-PIERRE DE COUBERTIN-

Le DÉFI de la Semaine

Cette semaine, tenez bon :
pesez-vous UNE SEULE fois!

Pourquoi (tant de haine?!) :
Paaaaaarce que...
Non, plus sérieusement,
se peser tous les jours,
c'est un peu comme si
vous vérifiiez quotidiennement
à quelle vitesse poussent
vos cheveux.

Inutile.
À cause des variations d'eau dans le corps,
c'est peu significatif, fluctuant...
et parfois, décourageant!

ALORS HOP, AU DÉFI :
Coloriez une étoile à chaque jour réussi!

☆ ☆ ☆ ☆ ☆ ☆ ☆

ASTUCE DE LA SEMAINE

Vous avez fait un bon repas dimanche midi et vous avez très peur du résultat sur la balance le lundi ? Reculez le jour où vous vous pesez (sans monter dessus le lundi, on a dit !). Cela vous donnera une motivation supplémentaire pour chausser vos baskets le lundi et le mardi !

La TO-DO LISTE de la Semaine

- [ ] Je me pèse. UNE fois. Une seule !
- [ ] Je prends mes mesures et je les note.
- [ ] Je fais ma liste de courses.
- [ ] Je bois de l'eau tiède avec le jus d'un demi-citron chaque matin, à jeun.
- [ ] J'essaie les séances de sport à la maison, sans matériel !
- [ ] Je continue à manger sainement.
- [ ] Je bois au moins 1,5 l d'eau par jour.
- [ ] Je me brosse les dents après chaque repas.
- [ ] Je me couche une demi-heure plus tôt chaque soir.
- [ ] Je fais une chose chaque jour pour me sentir belle.
- [ ] Je mets du rouge à lèvres !
- [ ] Je m'observe dans le miroir et je regarde VRAIMENT les différences. J'ai évolué, non ?
- [ ] J'essaie deux nouvelles recettes.

Les idées repas de la semaine : les desserts

Nan mais sérieusement ? On a à peine parlé de dessert depuis le début de ce motivation book... alors que pourtant, le dessert, c'est une sacrée motivation, non ? Alors, comment se régaler sans fiche en l'air tout le repas ? Voici quelques idées.

Mon dessert préféré

Le fromage blanc avec du sucre vanillé, du spéculoos émietté,
des morceaux de fruits frais et quelques amandes.
Calorique ?
Pas tant que ça, par rapport au bien-être apporté !

Mais si vous voulez du plus light :
des morceaux de pommes saupoudrés de cannelle
à mettre 1 min-1 min 30 au micro-ondes.
Délice garanti !

*

Des brochettes de fruits frais,
ou la salade de fruits, jolie, jolie, jolie.

*

Des morceaux de mangues à la poêle,
saupoudrés de copeaux de noix de coco.

*

Des smoothies à tester
avec les fruits que vous voulez !

L'effet yo-yo

Vous le connaissez sûrement, l'effet yo-yo, qui n'a rien à voir avec ce petit jouet qui monte et qui descend… ni avec le dessous du grand chapeau de la célèbre Tata Yoyo !

L'effet yo-yo, c'est celui qui, alors que vous avez passé des jours ou des semaines à suivre un régime aussi acharné que draconien qui a failli vous rendre chèvre, voit tous les kilos envolés s'incruster de nouveau, cette fois-ci accompagnés de kilos supplémentaires. Déprime assurée. C'est pourquoi, depuis le début de ce motivation book, on parle de rééquilibrage alimentaire. Pour éviter l'effet yo-yo !

Si, en répondant aux questions ci-contre, vous vous rendez compte que vous êtes en train de suivre un régime qui pourrait vous faire subir un effet yo-yo, il est encore temps de rectifier le tir. Il est toujours temps, en réalité.

Si vous avez répondu oui à ces questions, méfiez-vous. Il est encore temps de reprendre des bases plus saines. Un rééquilibrage alimentaire, ce n'est pas s'affamer pour voir le nombre de kilos baisser sur la balance.

Prenez votre temps et votre mal en patience. Chaque kilo parti qui aura pris son temps pour s'envoler sera perdu durablement !

Répondez à ces questions pour savoir si vous encourez le risque de voir le yoyo descendre… et vous remonter en pleine figure :

- ☐ *Vous avez déjà perdu plus de 7 kg depuis la lecture de ce guide.*
- ☐ *Vous ressentez la faim très souvent dans la journée.*
- ☐ *Vous êtes un peu plus fatiguée qu'avant de commencer.*
- ☐ *Vous êtes irritable.*
- ☐ *Vous ne vous êtes pas fait plaisir une seule fois depuis le début du mois.*
- ☐ *Vous vous pesez plusieurs fois par jour.*
- ☐ *Vous refusez le moindre écart.*

Le plateau télé

C'est vendredi soir, et fourbue de votre semaine, vous n'avez qu'une seule envie : vous installer sur le canapé et larver devant la télé. C'est là que l'idée du plateau repas arrive. C'est cool, un plateau repas. Chacun pioche un peu ce qu'il veut, on ne passe pas son temps en cuisine, et on peut en profiter pour se détendre...

Seulement, comment allier plateau repas avec équilibre ?

C'est possible ! Cela demande juste un (tout petit) peu plus de préparation.

Ce qu'il faut garder en tête, c'est que lorsqu'on mange en regardant la télé, notre cerveau, captivé par la dictée de Bernard Pivot ou l'épreuve d'immunité de Koh-Lanta®, zappe totalement qu'on est en train de se sustenter.
Regardez un enfant devant la télé, la bouche ouverte et totalement hermétique à ce qui l'entoure. Bon, bah le cerveau, c'est pareil. De fait, il oublie de nous envoyer les signaux de satiété. Il a autre chose à faire, excusez-le.
De fait (*bis*), on continue de piocher sans se rendre compte de ce qu'on avale. Et là, ça devient un peu plus ennuyeux.
Sauf... sauf si on a préparé le plateau télé en amont.

On prépare un plateau équilibré :
Des petits légumes à croquer pour l'apéro, des jolies bouchées à déguster (mais pas trop), un plat qu'on peut manger avec les doigts, une salade de fruits (jolie, jolie, jolie) pour le dessert...

On met le tout sur le plateau, et si on a peur de ne pas savoir se restreindre on compartimente les quantités de chacun. Et on n'y revient pas ! On zappe le popcorn et le chocolat à la pub. On ne mange que ce qu'il y a sur le plateau et c'est très bien comme ça !
Enfin, on n'oublie pas les règles élémentaires : boire de l'eau, mâcher lentement, prendre un petit temps entre chaque portion...

Et voilà ! On finit notre plateau télé sans une once de culpabilité !

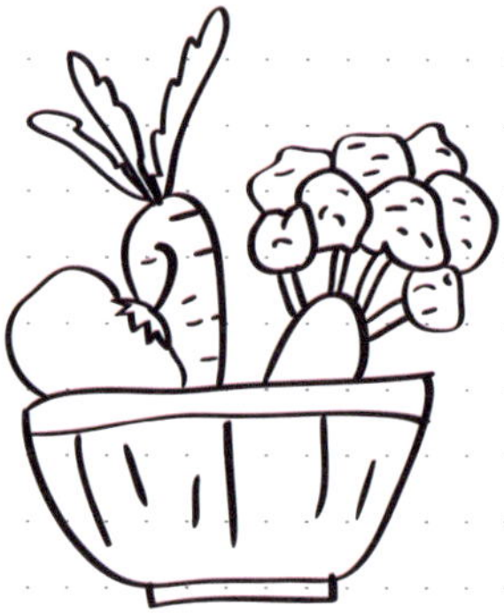

Rien n'est FOUTU !

C'est souvent quelque chose qui revient, notamment au début des rééquilibrages alimentaires : le "foutu pour foutu…"
Foutu pour foutu, je vais reprendre un morceau de moelleux au chocolat.
Foutu pour foutu, demain, je vais au fast-food, je reprendrai lundi.
Foutu pour foutu, ce soir aussi, je vais manger du gras…

Et pourtant, non, RIEN n'est jamais foutu ! C'est absolument ce qu'il faut se mettre en tête.

Vous avez fait un écart ?
Vous avez craqué sur ce fondant au caramel beurre salé ? Dans un coup de déprime, vous avez ingurgité la totalité d'un pot de crème glacée ?
Vous aviez faim en sortant de votre séance de sport et vous vous êtes retrouvée à la pizzeria ? Foutu pour foutu, vous avez avalé un tiramisu à la fin du repas ?
Oui. Bon. Le mal est fait.

Et ce qui est fait n'est plus à faire !!! (Et vous vous êtes fait plaisir.) (Si si, toujours voir le côté positif.)

Alors, stop, arrêtez de vous auto-flageller avec des bottes de poireaux. Coupez-les en rondelles pour faire une soupe, plutôt. Arrêtez de culpabiliser. Elle pèse lourd, vous savez, la culpabilité.
Bien plus lourd finalement que cette pauvre tablette de chocolat qui vient de se faire rétamer.

Au contraire, dites-le, et répétez-le comme un mantra : rien n'est jamais foutu. *Nothing is never foutud* (à peu de choses près, pour l'anglais).

Transformez le « foutu pour foutu » en quelque chose de plus positif. Du genre ? Faites-le devenir du : « Oups ! Bon, allez, je limite la casse. »
Cela va vous permettre d'arrêter de culpabiliser, et de vous remettre sur les rails immédiatement.

UN GROS ÉCART ?

On fait une petite séance de sport et une soupe pour ce soir. Et d'ici quelques jours, en ayant repris le droit chemin immédiatement au lieu de vous apitoyer sur votre sort, il n'y paraîtra plus ! Vous voyez, rien n'est jamais foutu !

Les bienfaits du yoga

Puisqu'on est entre nous et pour tout vous avouer, la première fois que j'ai testé le yoga, je suis sortie de la salle après avoir réfréné une envie d'éclater de rire pendant cinq bonnes minutes. Le yoga et moi, c'était mal engagé. La position du chat avait eu raison de ma détermination. Et puis j'ai grandi, mûri, et j'ai décidé de retenter le coup. Sait-on jamais, j'avais bien changé d'avis sur les courgettes, alors pourquoi pas le yoga ?

Bingo. Cette fois, est-ce que j'étais passée d'un yoga plus spirituel à un yoga plus sportif qui me convenait mieux, est-ce que j'en avais plus besoin, ou est-ce que l'amie qui m'avait conseillé de retenter m'avait positivement influencée? Je ne saurais dire. Mais ça a matché.
Ce que je veux dire, c'est : pourquoi pas vous? Et si vous avez besoin d'autres arguments, ça tombe bien, j'en ai plein.

Le yoga est une méthode de relaxation et de méditation. Mais c'est aussi un vrai sport, qui, en plus, a bien d'autres bienfaits. Lesquels?

• Grâce au yoga, on prend conscience de son corps. Cela a des bénéfices notamment sur la satiété, qu'on reconnaît plus facilement.

• La pratique du yoga laissant un goût réel de sérénité, on zappe le stress, et donc également les fringales liées à ce stress.

• Le yoga fait également travailler des muscles profonds, qu'on n'a pas l'habitude d'entraîner. Tout en douceur. Et tout en améliorant également la concentration, la respiration, la patience, et l'énergie.

• Comme on gagne également en souplesse, c'est un sport excellent pour celles qui souffrent du dos.

Comme pour d'autres sports, il faut se créer des rituels par rapport au yoga. S'entraîner le matin avant le petit déjeuner, ou le soir quand la maison est calme... c'est à chacun de voir.
Trouver une application qui nous correspond, un livre qui nous parle, un coach avec qui on partage les mêmes valeurs, ou un groupe avec qui on se sent bien.

Le gros atout du yoga, c'est qu'il est à la portée de tous, sportifs ou non, souples ou moins souples. Et que chacun à son rythme, on évolue rapidement.
Et plus on maîtrise les positions et la respiration, plus on se sent bien dans son corps.
Et ça, clairement, c'est tout bénef, non?

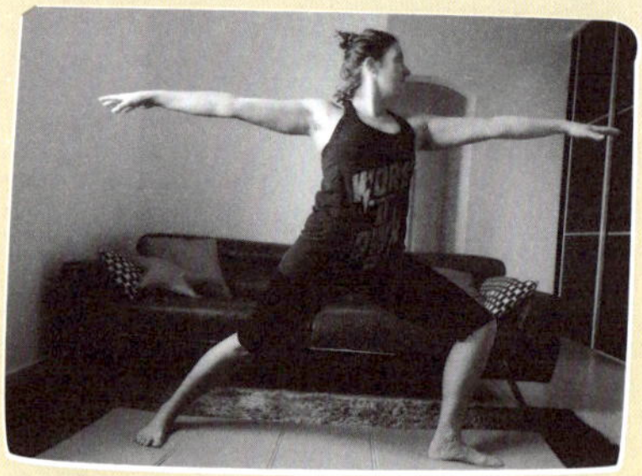

Le témoignage d'Émilie,

32 ans, 2 enfants de 6 et 3 ans

Des motivations ?

Le 19 février 2017, j'ai fait la première crise d'angoisse de ma vie. Mon mari a dû m'emmener aux urgences, car je me voyais mourir ! Là, gros déclic.

J'étais fumeuse, je mangeais n'importe quoi, j'étais accro au chocolat et à la charcuterie… et j'étais incapable de courir 50 m. Le soir même, en rentrant à la maison, j'ai arrêté de fumer, pris rendez-vous avec une amie diététicienne et le lendemain je m'inscrivais à la salle de sport.

Au départ, retrouver une vie saine et la ligne d'une manière globale étaient mes objectifs. Je voulais perdre au moins 5 kg en quatre mois, et 8 cm de tour de taille. Je me suis donc lancée dans un rééquilibrage alimentaire avec l'aide d'une diététicienne.

Des résultats ?

Mon entourage a très vite observé des résultats, tandis que moi, j'ai encore du mal à me voir mince. Mon rééquilibrage a été difficile au début, car même en suivant bien le programme, je n'arrivais pas à combler ma faim.

Aujourd'hui, je gère très bien. Je suis convaincue que tout est dans la tête ! Si on commence en se disant que ça va être difficile, et qu'on va se priver, c'est l'échec assuré ! Il faut se faire confiance !!!

Des astuces, des rituels, du sport ?

Prendre ses mesures (tour de bras, de poitrine, de taille, de hanches, et de cuisses) toutes les semaines. Ainsi, on se rend compte des résultats ! Car finalement, un chiffre sur la balance, ça ne veut pas dire grand-chose alors que voir les centimètres descendre, c'est flagrant !

Le matin, je mange 28 g (oui oui 28, pas 27 ni 29 !) d'amandes, vers 10 h. Ça m'évite la petite faim de milieu de matinée, et de me ruer sur le stand pâtisserie le midi au restau du boulot !

Je vais à la salle de sport, depuis le départ, 3 fois par semaine (soit 3 heures). Je travaille avec un coach particulier, qui m'accompagne sur toutes mes séances, qui sont composées de 30 à 40 minutes de cardio, et de 20 à 30 minutes de renforcement musculaire.

Et maintenant ?

Par rapport à mon corps, ça n'a jamais été terrible, donc ça n'est pas mieux, ni pire, qu'avant ma perte de poids. Toutefois, je me sens plus en forme.

Je considère mon "régime" fini, j'ai perdu 10 kg, deux tailles de vêtements, 15 cm de tour de taille. Je continue à faire attention, car rien n'est jamais acquis dans la vie ! Donc, la semaine, je prends soin de moi, je suis raisonnable, et le week-end, je n'ai plus de limites !

Je continue le sport, pour atteindre les nouveaux objectifs que je me suis fixés (un semi-marathon, et les bourrelets qu'il reste à gommer).

Pour la petite anecdote, lors de ma première séance de sport avec mon coach, j'ai couru 5 minutes sur un tapis de course, et j'ai vomi… Six mois après, je cours 10 km sans aucun problème. Et je me sens beaucoup moins lourde quand je cours !

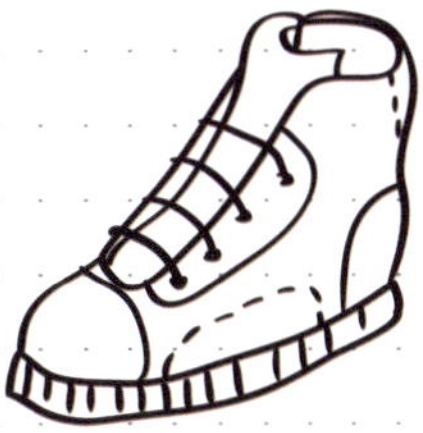

Les obstacles sont
ces choses effrayantes
que vous apercevez
lorsque vous détournez
les yeux de
vos objectifs.

-HENRY FORD-

Le DÉFI de la Semaine

*Je vire un aliment industriel
que j'avais l'habitude de manger.*

*Pourquoi?
Parce qu'à force de le voir dans vos placards, vous y êtes habituée, et que vous ne vous rendez plus compte qu'il n'est pas forcément bon.*

Par exemple, je peux choisir de me débarrasser : du pain de mie en sachet, d'un paquet de gâteaux du goûter, de la compote en gourde, d'un yaourt, de la pâte à tartiner, d'un aliment en paquet.

Si je suis trèèèès, trèèèès forte, je peux même essayer d'en enlever un chaque jour... Allez, chiche?

ALORS HOP, AU DÉFI :
Coloriez une étoile à chaque jour réussi !

☆ ☆ ☆ ☆ ☆ ☆ ☆

ASTUCE DE LA SEMAINE

Je m'occupe l'esprit et le corps aussi. J'ai envie de grignoter ? Je nettoie la cuisine, je me fais les ongles, je fais 5 minutes de relaxation... Esprit occupé, grignotage oublié !

La TO-DO LISTE de la Semaine

- [ ] *Je me pèse. UNE fois. Une seule !*
- [ ] *Je prends mes mesures et je les note.*
- [ ] *Je fais ma liste de courses.*
- [ ] *Je bois de l'eau tiède avec le jus d'un demi-citron chaque matin, à jeun.*
- [ ] *J'essaie les séances de sport à la maison, sans matériel !*
- [ ] *Je continue à manger sainement.*
- [ ] *Je bois au moins 1,5 l d'eau par jour.*
- [ ] *J'essaie mon pantalon témoin.*
- [ ] *Je me brosse les dents après chaque repas.*
- [ ] *Je me couche une demi-heure plus tôt chaque soir.*
- [ ] *Je fais une chose chaque jour pour me sentir belle.*
- [ ] *Je mets du rouge à lèvres !*
- [ ] *Je teste une séance de yoga.*
- [ ] *Je vire au moins un aliment industriel de mon alimentation.*

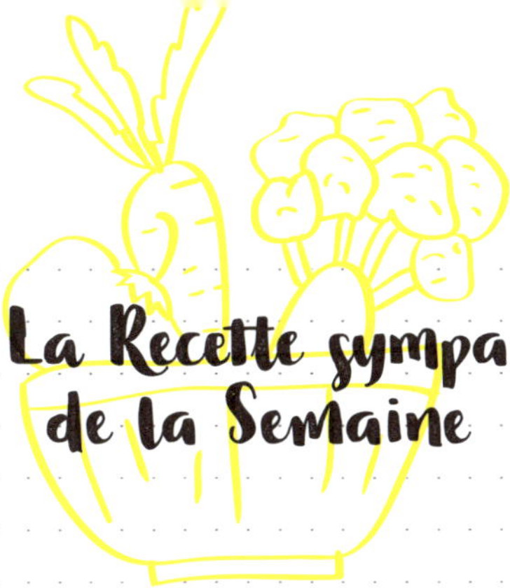

La Recette sympa de la Semaine

LE REPAS FÉTICHE D'ÉMILIE : LA SALADE SUCRÉE-SALÉE

- **Salade verte**
- **Tomates cerise**
- **Maïs (4 c.s.)**
- **Concombre**
- **Poivron**
- **Ananas**
- **Melon**
- **30 g de croûtons**
- **Ail et fines herbes**
- **30 g d'emmental**
- **1 escalope de poulet grillé (100 g)**

À part pour les croûtons, le maïs et l'emmental où on fait attention sur les proportions, on se fait plaisir sur les doses, par rapport à ce qu'on préfère ! Cette salade est un grand plat d'été à elle toute seule !
Pour la sauce, cherchez à faire une version allégée de votre sauce habituelle, en ajoutant un peu d'eau dans votre recette.

Vous en voulez plus ? Pour les fans de salades, voici une autre salade dont vous me direz des nouvelles :

Salade crevettes-pamplemousse : mélangez les crevettes (environ 100 g), 1 demi-avocat, la moitié d'1 pamplemousse et quelques morceaux de poivron rouge. Ajoutez 1 c.s. d'assaisonnement si vous le souhaitez. Dégustez !

L'économie des calories : pourquoi ce n'est pas une bonne idée ?

Ne prenez pas votre petit air innocent. On ne me la fait pas, à moi. Je sais qu'un jour, si on décide de faire un rééquilibrage alimentaire en calculant un certain nombre de calories à ne pas dépasser, on passe toutes par là : "Tiens, et si j'économisais des calories ? Et si je sautais un repas ? Ça irait plus vite, non ?"

Je ne vous jette pas la pierre, Pierre. Mais voilà POURQUOI ce n'est pas une bonne idée :

• On envoie de mauvais signaux à notre corps. Du style : « Hé le corps, fais gaffe, on passe en mode économie d'énergie. » Le corps, lui, va répondre « Ok ». Et il va stocker tout ce qu'il peut. Sauf qu'au repas suivant, il va continuer de stocker. Voilà. Qui fait le malin, tombe dans le ravin.

• On finit par crever la dalle et se jeter sur le premier pot de pâte à tartiner venu. Et on n'a pas envie de tomber dans le pot de pâte à tartiner. Non, non, vous n'avez pas envie !

• On dérègle notre horloge « gastronomique », qui ne sait plus où elle en est. C'est l'heure de manger ou quoi ?

• On a le ventre qui gargouille. Et ça, c'est la honte intersidérale au beau milieu d'une réunion (clairement, cet argument-là devrait suffire à lui tout seul).

• On puise dans nos réserves, ok. Mais on se fatigue plus vite. Et du coup, on a faim plus vite aussi.

• Comme on a trompé la faim, elle revient au galop, tandis que le sentiment de satiété, lui, s'est perdu en chemin. Au prochain repas, il ne nous dira donc pas : « Stop les gars, c'est bon, je suis au taquet ! » Et qui ne ressent pas la faim continue de manger.

Alors on est d'accord que sauter un repas, si on n'est pas clouée au lit pour cause de gastro ou juste parce qu'on n'a pas du tout faim, c'est à éviter !

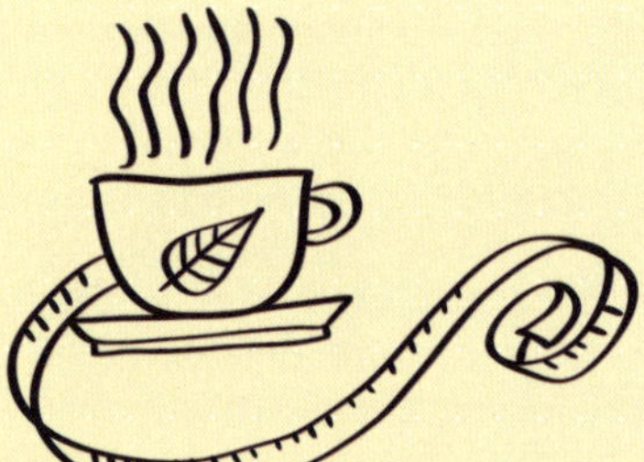

L'apéro chez les copains, comment on fait ?

Aaaah, diantre, damned ! Oui, notre rééquilibrage alimentaire serait plus simple sans aucune vie sociale... et en même temps, on deviendrait un peu fou à vivre comme des ermites dans une grotte, non ?

Parce qu'aller manger chez les copains, c'est à la fois synonyme de « ouille ouille ouille, va falloir faire gaffe », mais aussi de « ça fait du bien aux zygomatiques et au moral d'aller faire la fête », voici quelques conseils pour bien gérer la partie repas. Pour l'ambiance, on compte sur vous !

1- Soyez prévoyante ! En général, l'apéro commence tard et s'éternise. Alors, avant de partir, mangez une pomme ou une carotte, histoire de vous caler.

2- Demandez une bouteille d'eau. Ainsi, quand vous commencez à vouloir piocher dans les chips, buvez d'abord un grand verre d'eau.

3- Plutôt que d'abuser sur l'apéro, utilisez la méthode du « coupe-feu » : un verre d'alcool, un verre d'eau (en plus, ça évite la gueule de bois, c'est bien, ça, non ?!).

4- Déclarez que vous êtes le Sam de la soirée. Cela va faire des heureux, et en plus, vous serez obligée de surveiller votre conso alcoolisée !

5- Plutôt que de passer la soirée à boire des sodas sucrés, déclarez que le **Perrier citron est la nouvelle boisson tendance**. Rajoutez-y une feuille de menthe... hop ! Vous avez presque un mojito, avec de l'imagination !

6- Si vous avez annoncé avant que vous étiez en plein **rééquilibrage alimentaire**, les copains ont sûrement pensé à vous avec quelques crudités. Sinon, apportez-en pour tout le monde, ça ne fera pas plaisir qu'à vous !

7- Visualisez le **gras de ces chips** nager dans votre estomac. Beurk. Franchement, ça fait moins envie, non ?

8- Faites-vous plaisir sur ce qui compte vraiment pour vous. On ne le répètera jamais assez, les frustrations, c'est mauvais ! Alors, choisissez ce sur quoi vous allez craquer... et choisissez bien ! Mieux vaut manger 5 olives vertes qu'une poignée de cacahuètes !

9- Quoi que vous mangiez/buviez, faites-le lentement, en mâchant doucement, et promettez-vous de ne pas vous resservir alors que vous avez encore la bouche pleine, patientez !

10- Soyez la star de la soirée. C'est un fait, votre grand-mère vous l'a assez répété : on ne parle pas la bouche pleine ! Alors, devenez la star de la soirée, racontez vos dernières péripéties, riez aux histoires des copains... Vous penserez bien moins à vous jeter sur les petits fours !

Les petites manies du régime (humour)

Ce n'est pas parce qu'on perd du gras qu'on doit perdre le sens de l'humour, n'est-ce pas ? La réponse est : oh non !!! Surtout pas ! Au contraire, l'humour et la bonne humeur sont essentiels, ne dit-on pas qu'une bonne crise de rire vaut un steak ? Alors voilà quelques petites manies dans lesquelles toute personne qui suit un régime se reconnaîtra !

- **J'ai un orgasme** quand je mange 30 g de fromage. Même s'il est allégé. BONHEUR.
- Je ne fais que parler de bouffe, tout le temps.
- Je me pèse à chaque fois que je passe devant ma balance. J'ai même failli monter sur ma balance de cuisine, un jour où je ne faisais pas gaffe.
- Je soupçonne la susmentionnée balance d'être détraquée dès que j'ai repris 100 g.
- Mon mec trouve que « vraiment, depuis que t'es au régime, on mange plus sainement ».
- Je ne comprends donc pas pourquoi il va se servir dans le **placard INTERDIT** 2 heures après le repas.
- Je passe mon temps à chercher des **recettes équilibrées** et diététiques en bavant, mais je ne les prépare jamais.
- Par contre, je mange de la viande des Grisons (33 kcal les 5 tranches, le truc de fou !) et des crevettes à tous les repas. C'est ma marotte de régime.
- Je peux pleurer si quelques grains de riz tombent de la passoire, parce que bordel, je les avais pesés (je pense que je pourrais même aller jusqu'à les récupérer dans le tuyau).
- Quand je fais mon ménage, je calcule ce que je vais pouvoir manger pour équilibrer ces calories perdues. Avantage : **ma maison est nickel**. Inconvénient : je deviens psychorigide du rangement.
- À l'heure de la pesée officielle, j'ai des tocs chelous. Et j'enlève tout. Pas de pesée en culotte, ça pèse lourd !
- **Je bougonne, râle** et m'insurge si ma famille me pique mes gâteaux light. Est-ce que je bouffe leurs gâteaux pleins de gras moi ? J'hésite à faire des tiroirs séparés, d'ailleurs.
- Pourtant, je fais des gâteaux à la Terre entière, comme si plus je les engraisse, plus moi je vais sembler plus mince à côté. **Ma boulangère a refusé mon gâteau** au chocolat par contre. Je pense qu'elle est au régime, elle aussi.
- Je bougonne, je râle et m'insurge (oui encore) quand mon mec se fait un plaisir à **12 milliards de calories** devant la télé. « Nan mais en fait tu ne me soutiens pas, quoi. » Larmes.
- Je lui demande quand même de me faire sentir ce qu'il mange. Hummmm, **la bonne odeur de chocolat...**

Allez, pour rigoler, notez vos petites manies rigolotes, c'est à vous !

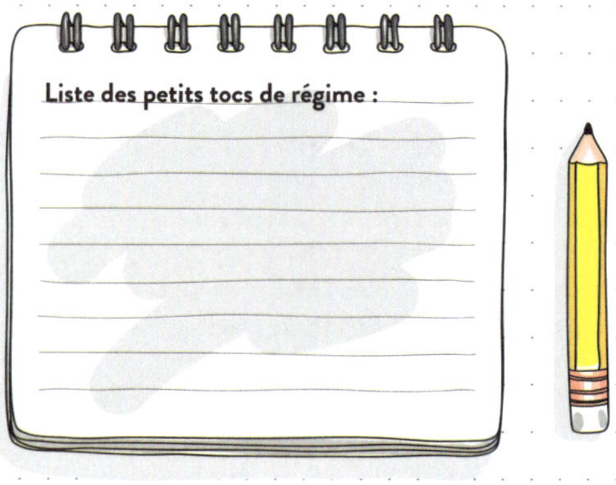

Le footing

Aïe. Oui, je sais, c'est dur. Rien que le nom nous fait tressaillir les muscles des mollets. Voyons le bon côté des choses, ça veut dire qu'on a des muscles, et qu'il n'y a plus qu'à les aider à se réveiller !

Peut-être que pour vous, courir se résume à attraper votre bus quand vous êtes en retard le matin. Je lève la main et plaide coupable. Moi aussi, je le pensais. Mais j'ai testé pour vous... et en commençant en douceur, on peut y arriver ! Après, est-ce que ça vous plaira sur la durée... cela reste à voir, mais les endorphines provoquées par une course font du bien au moral et à l'égo alors ça vaut le coup de tenter !

Pourquoi le footing :
• Pour travailler le cardio et gagner en endurance ;
• Pour muscler les fesses, les jambes et les abdos.

Pour commencer en douceur, pour gagner en motivation et pour y arriver, rien ne vaut le fractionné, qui, en plus, vous aidera plus facilement à brûler des calories (oh oui !).
Voici un petit programme qui vous aidera à débuter.

Munissez-vous de bonnes chaussures de course, d'abord. Et aussi d'un casque et d'une bonne playlist, une qui bouge, une qui envoie de l'envie de se dépenser ! Pensez à vous échauffer avant, par exemple en marchant rapidement pendant une dizaine de minutes ; puis à vous étirer après, pour ne pas trop sentir les courbatures le lendemain !

SÉANCE 1 : marche rapide pour s'échauffer, en forçant l'échauffement des articulations.
Course pendant 2 min puis 1 min de marche pour récupérer. À refaire 5 ou 6 fois.

SÉANCE 2 : après l'échauffement, course pendant 2 min 30 puis 1 min de marche pour récupérer. À refaire 5 fois.

SÉANCE 3 : après l'échauffement, course pendant 3 min puis 1 min de marche pour récupérer. À refaire 4 ou 5 fois.

L'objectif, c'est, petit à petit, de réussir à reprendre plus vite son aisance respiratoire et de ne pas finir les séances sur les genoux (ça fonctionne beaucoup moins bien), pour courir plus et marcher moins. Selon votre rythme, votre forme, vos réussites, c'est à vous de gérer votre programme. Quand vous arriverez à courir 30 min avec aisance (par exemple, en réussissant à parler en même temps), vous pourrez revoir le programme et aller plus loin dans votre démarche.
Et en plus, vous allez vite vous rendre compte que courir vide la tête et aère l'esprit... et ça, c'est bon pour le moral et le mental !

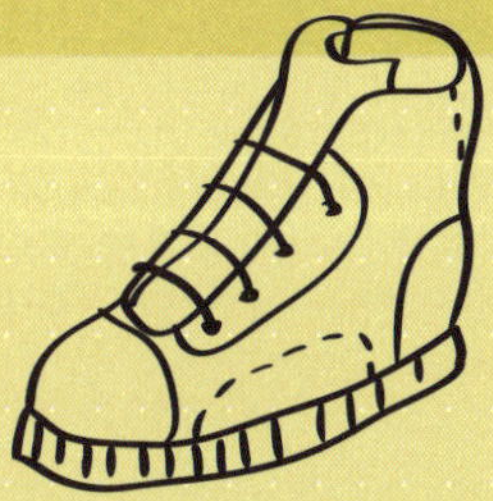

Le témoignage de Nathalie,

32 ans, 1 fille de 2 ans et demi

Des motivations ?

J'ai pris 18 kg pendant ma grossesse et j'en avais dix à perdre après l'accouchement (je mesure 152 cm). Mais six mois après, je n'avais toujours pas perdu un gramme. C'était la première fois que ça m'arrivait et je ne le vivais pas très bien. J'étais épuisée et j'ai mis bien un an avant de me sentir un peu plus rodée et organisée. Je ne faisais pas spécialement attention à ce que je mangeais mais nous cuisinons beaucoup avec mon conjoint, nous mangeons assez équilibré, des produits frais et jamais de "tout prêt".

J'ai commencé par faire plus attention à ce que je mangeais. J'ai perdu 3 kg très rapidement puis j'ai repris mes anciennes habitudes ce qui m'a valu de reprendre du poids petit à petit. Je sentais que je n'y arriverais pas seule mais je suis incapable de suivre un régime plus de deux jours. Je me suis donc inscrite à Weight Watchers® qui avait l'air de fonctionner.

Des résultats ?

Une amie m'avait motivée à participer à une course à pied de 10 km, je me suis donc remise à courir et j'ai fondu assez rapidement. C'est environ trois semaines après la (véritable) reprise du sport que les gens ont commencé à me dire que j'avais fondu et que j'ai commencé à le sentir dans mes vêtements.

Ce rééquilibrage a été plutôt difficile, je me souviens de périodes durant lesquelles j'avais tout le temps faim, ça me réveillait même la nuit ! Aussi, je n'arrivais jamais à respecter le nombre de points par semaine, ce qui me donnait un sentiment d'échec. Petit à petit, je me suis moins mis la pression et j'ai fait plus cool en faisant des jours ou semaines sans compter les points. Je voyais que je perdais du poids doucement mais sûrement, ça m'allait.

Le mental a joué énormément. Je ne pensais pas être capable de tels "exploits" comme ne pas boire d'alcool ou ne pas trop manger pendant les apéros, être raisonnable au restaurant, aller courir sous la pluie... Mais tout ce qui a été accompli rajoute à la fierté d'en être arrivée là et m'a rendue encore plus battante !

Des astuces, des rituels, du sport ?

Boire beaucoup d'eau et de tisanes pour varier les plaisirs. Manger un fruit quand on a un petit creux.

Ne rien avoir de tentant (biscuits, chocolat, etc.) à la maison. Ne pas toujours penser "régime" et se laisser aller, se faire plaisir de temps en temps. Faire beaucoup de sport et... ne pas se peser tout le temps !

J'ai suivi un challenge sportif sur le Net (Top Body Challenge®). Je faisais du sport tous les jours : renforcement musculaire 3 fois 30 minutes par semaine + 2 séances de cardio 45 minutes à 1 heure par semaine. J'allais courir et je faisais de la danse (soit environ 3 à 4 heures de sport/semaine 5 jours/7). Une fois le rythme pris, je ne réfléchissais plus : même s'il pleuvait, s'il faisait froid, que je n'avais pas envie, que j'étais fatiguée... J'enfilais ma tenue et faisais ma séance.

Et maintenant ?

Je n'ai jamais été vraiment mal dans ma peau mais ça me pesait de ne pas pouvoir m'habiller comme je voulais. Je suis très heureuse des résultats et me sens beaucoup mieux dans ma peau et surtout dans mes vêtements. Je suis aussi très fière des efforts réalisés pour en arriver là. Encore une fois, je ne suis pas mal dans ma peau, mais toutes ces femmes au ventre ultraplat que l'on voit à longueur de journée ont réussi à me convaincre qu'il fallait être comme elles.

J'ai enfin atteint mon objectif. Aujourd'hui je continue le sport régulièrement. Je suis un peu moins dure avec moi-même. Je me laisse complètement aller pendant les vacances, si je loupe une séance, ce n'est pas grave. Je fais du sport un peu plus au feeling. Niveau alimentation, j'ai des périodes durant lesquelles je fais plus attention qu'à d'autres.

fin du deuxième mois

L'heure du bilan

Calendrier REPAS

Le calendrier du "Qu'est-ce qu'on mange ?" pour prévoir ses menus à l'avance et noter à côté une petite remarque pour savoir s'ils étaient bons et rassasiants !

SEMAINE 1	Petit déjeuner	Déjeuner	Goûter	Dîner
Lundi				
Mardi				
Mercredi				
Jeudi				
Vendredi				
Samedi				
Dimanche				

SEMAINE 2	Petit déjeuner	Déjeuner	Goûter	Dîner
Lundi				
Mardi				
Mercredi				
Jeudi				
Vendredi				
Samedi				
Dimanche				

SEMAINE 3	Petit déjeuner	Déjeuner	Goûter	Dîner
Lundi				
Mardi				
Mercredi				
Jeudi				
Vendredi				
Samedi				
Dimanche				

SEMAINE 4	Petit déjeuner	Déjeuner	Goûter	Dîner
Lundi				
Mardi				
Mercredi				
Jeudi				
Vendredi				
Samedi				
Dimanche				

Calendrier de SPORT

Notez ici les jours de sport, la durée, l'intensité (de 1 à 10 par exemple).

	Semaine 1	Semaine 2	Semaine 3	Semaine 4
Lundi				
Mardi				
Mercredi				
Jeudi				
Vendredi				
Samedi				
Dimanche				

Bilan du mois 2

Avez-vous bien rempli vos défis ? Avez-vous constaté un mieux-être ? Avez-vous réussi à bouger ? C'est le moment de remplir les tableaux si vous ne l'avez pas déjà fait !

LE TABLEAU DES MESURES

	Tour de taille	Tour de hanches	Tour de cuisses	Tour de bras
semaine 1				
semaine 2				
semaine 3				
semaine 4				

LE TABLEAU DES HUMEURS ; ON NOTE SUR 5, 0 ÉTANT LA PIRE ET 5 LA MEILLEURE

	Forme générale	Humeur	Fierté ressentie
semaine 1			
semaine 2			
semaine 3			
semaine 4			

LE TABLEAU DU POIDS (OU DU NOMBRE DE KG PERDUS)

	Poids	Perte	Cumul de perte
semaine 1			
semaine 2			
semaine 3			
semaine 4			

LE TABLEAU DES DÉFIS RÉUSSIS

	Dormir une demi-heure de plus	Faire un truc pour se sentir belle	Ne se peser qu'une seule fois	Virer un aliment industriel
semaine 1				
semaine 2				
semaine 3				
semaine 4				

Mes petites notes sur ce deuxième mois

LES DÉFIS

L'HUMEUR

LE SPORT (J'AI AIMÉ, J'AI MOINS AIMÉ...)

MES SENTIMENTS D'ÉCHEC, MES RÉUSSITES

QUAND J'AI CRAQUÉ, C'EST PARCE QUE...

MES RÉCOMPENSES

MES RECETTES PRÉFÉRÉES

MES ASTUCES

MES PETITS RITUELS QUI FONT DU BIEN

COMMENT JE ME SENS À LA FIN DE CE DEUXIÈME MOIS ?

ET VOILÀ, ON ATTAQUE LE TROISIÈME MOIS. CELUI OÙ ON VA SE PRÉPARER TOUT DOUCEMENT À SE SÉPARER EN DOUCEUR. OUI, JE SAIS, C'EST DUR, ET VOUS ÊTES PERSUADÉE QU'ON AURAIT BIEN BESOIN DE SIX MOIS DE PLUS ENSEMBLE.

Mais trois mois, je vous assure, nous suffisent pour ancrer les bonnes habitudes. Parce que je suis certaine que maintenant, vous allez avoir assez de force mentale pour aller jusqu'au bout de votre parcours !

Pendant ce troisième mois, on va parler de la suite de votre programme, mais aussi un peu de l'après. Vous savez, comme quand les mamans préparent la liste des choses à faire pendant qu'elles ne sont pas là une soirée.

JE COMPTE SUR VOUS POUR NE PAS TROP FAIRE LA FÊTE PENDANT QUE LE CHAT N'EST PAS LÀ !

mois 3

Le mois de la consolidation

Prenez soin
de votre corps
afin que votre âme
ait envie
d'y rester.

-PROVERBE INDIEN-

Le DÉFI de la Semaine

Allez cette semaine, on est des warriors : on zappe le sucre.

Pas de soda bien sûr (mais ça vous aviez déjà arrêté, non ?!), ni sucre dans le café, thé, fromage blanc.

Cap ?

ALORS HOP, AU DÉFI :
Coloriez une étoile à chaque jour réussi !

ASTUCE DE LA SEMAINE

Ce n'est pas parce qu'on zappe le sucre qu'il n'y a pas d'alternatives : le miel, le sirop d'agave sont bien plus sains… et délicieux !

La TO-DO LISTE de la Semaine

- [ ] Je me pèse. UNE fois. Une seule !
- [ ] Je prends mes mesures et je les note.
- [ ] Je fais ma liste de courses et mes menus à l'avance.
- [ ] Je bois de l'eau tiède avec le jus d'un demi-citron chaque matin, à jeun.
- [ ] Je continue le sport.
- [ ] Je continue à manger sainement.
- [ ] Je bois au moins 1,5 l d'eau par jour.
- [ ] Je me brosse les dents après chaque repas.
- [ ] Je me couche une demi-heure plus tôt chaque soir.
- [ ] Je mets du rouge à lèvres !
- [ ] Je teste une séance de yoga.
- [ ] Je vire le sucre !

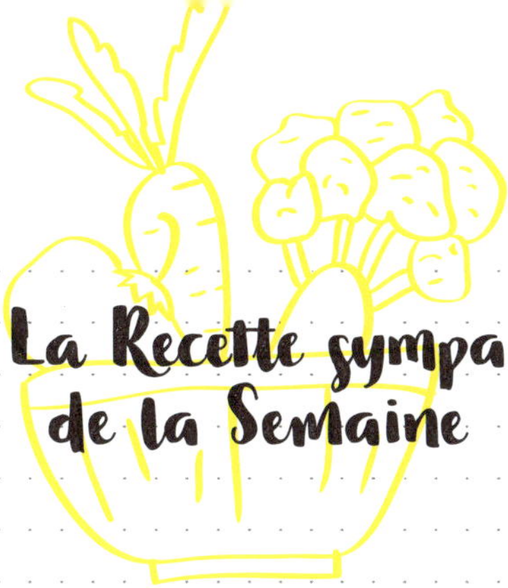

IDÉES DE SANDWICHS POUR LE DÉJ' AU BOULOT !

Pour vous préparer des petits sandwichs bons et légers, dans un premier temps, choisissez du pain complet, plus nutritif, et ajoutez-y systématiquement des crudités.

Le sandwich dinde/feta :
Du blanc de dinde émincé, quelques feuilles de salade, des rondelles de tomate, de la feta.

Le sandwich saumon-concombre :
Une tranche de saumon fumé, quelques rondelles de concombre et un peu de fromage à tartiner (allégé si vous le souhaitez !).

Le sandwich à la viande des Grisons/au bœuf séché (la viande des grisons est hyper peu calorique !) :
Deux tranches de viande des grisons, quelques feuilles de salade, une tranche de fromage (allégé si vous voulez !), et un gros cornichon coupé en lamelles... Ajoutez-y quelques petits oignons coupés si vous y tenez ! (Moi, j'y tiens !)

Pour accompagner ces sandwichs, prévoyez quelques crudités à piocher dans une lunch box : carottes déjà coupées (par vos soins !), tomates cerise, radis, morceaux de concombre...

Pour le dessert un fromage blanc ou un yaourt donneront une bonne note sucrée !

Le cas du modèle

Prendre un ou plusieurs modèles qui nous inspirent pour nous aider à progresser ou à évoluer, c'est plutôt positif. Lire des témoignages et se dire qu'on peut y arriver nous aussi, se booster en découvrant des photos avant/après, c'est une bonne façon d'avancer.

Mais attention à ne pas confondre «modèle» et «point de comparaison». Oui, la voisine du dessus a perdu 3 kg et elle a les fesses de Beyoncé alors que nos premiers 3 kg à nous se sont enfuis de notre poitrine qui n'était pourtant déjà pas généreuse au départ... et alors?
Les modèles qu'on «choisit» ne doivent pas nous amener à nous dénigrer. En réalité, RIEN ne doit nous faire nous dénigrer. Si on est du genre à avoir une culotte de cheval, un bourrelet qui dépasse ou les genoux épais, c'est bien évidemment ça qui partira en dernier, voire, désolée de le dire, peut-être jamais (ce n'est pas mon petit ventre rebondi qui vous dira le contraire, et ce n'est pas faute de cibler mes efforts sur lui).

Est-ce une raison pour se morfondre? Non, bien sûr. Mais se comparer, ça ne donne jamais rien de positif. Tout simplement parce que, bien heureusement d'ailleurs, on n'a pas toutes la même morphologie, la même ossature, les mêmes chances (ou malchances) génétiques.
Par contre, se ressourcer auprès de nanas qui partagent leurs envies, leurs astuces, leur détermination, et qui nous donnent envie de nous lever de notre canapé les jours où vraiment, on n'avait pas envie de se bouger la couenne, ça, c'est positif. D'ailleurs, voilà une liste de profils Instagram qui me donnent chaque jour la niaque et l'envie de me dépasser. Ce sont des profils publics, comme ça, même si vous n'avez pas l'application Instagram vous pouvez regarder depuis votre ordinateur. Ces filles-là m'inspirent parce qu'elles en veulent, parce que leur pratique me donne envie, parce que leurs idées de repas m'aident à élaborer mes menus, parce qu'on sent à travers leurs photos qu'elles sont positives.

SPORTBYSE : je commence par une amie qui a laissé son témoignage ici. Du yoga, des idées de repas sains et faciles, cette nana est ancrée dans la vraie vie!
KAYLA ITSINES : elle a créé son propre «challenge» et montre beaucoup de «avant/après» inspirants.
LE_JOURNAL_DE_FRAISIA : des recettes en veux-tu en voilà.
CAMILLEPOSITIVE : des photos de plats qui mettent l'eau à la bouche... le tout healthy bien sûr!
ROXANNE_YOGA : des postures de yoga bien expliquées avec des pas à pas, de courtes vidéos pour montrer quelques exercices de cardio... Très sympa!
NOLATREES : une prof de yoga qu'on peut qualifier de «ronde» et qui aide à accepter son corps. Magnifique.
KELLFIT : son compte est rempli de petites vidéos pour faire du sport avec n'importe quoi! Easy!
HEALTHYFOOD_CREATION : des idées recettes à se damner... et light!!!

Alors, choisissez l'inspiration, pas la comparaison!

Au restau, je mange quoi ?

Déjà, première chose CAPITALE à signaler : il est hors de question de refuser un restaurant sympa et convivial avec les copains sous prétexte qu'on fait attention à notre ligne. Rire, c'est bon pour la santé, et il faut penser aussi à muscler ses zygomatiques, non ? Bon.

On est en rééquilibrage alimentaire, pas à Alcatraz non plus, on a le droit de sortir, et de se faire plaisir. Néanmoins, une fois ce premier constat posé, il n'en demeure pas moins qu'on ne va pas ruiner tous les efforts des semaines passées en un seul repas. Faudrait voir à pas pousser le bouchon trop loin, Maurice.

Il y a donc quelques pièges à éviter :

• **Acceptez le restau** cependant il est évident qu'une brasserie avec pas mal de choix est préférable à un restau de fondues au fromage !

• **Ne vous affamez pas** toute la journée pour avoir plus de calories à ingurgiter. Erreur de débutante ! Si vous faites ça, soyez sûre de craquer dès les cacahuètes à l'apéro, et de finir ronde comme une queue de pelle à danser sur les tables au moment de l'arrivée d'un dessert pantagruélique (non, j'exagère à peine). Au contraire, mangez sainement, comme d'habitude, et repoussez un peu l'heure de la collation, histoire de ne pas avoir faim en arrivant.

• **Ne vous précipitez pas** sur l'apéro. Prenez votre temps, un verre d'eau d'abord, parce que vous avez soif (si si) et un verre pour trinquer, plutôt du champagne ou du vin rouge. Trempez-y les lèvres et savourez-le.

• **Ne zappez pas l'entrée !** Déjà que vous avez lorgné les gâteaux apéro de loin, si vous restez à reluquer les autres qui mangent pendant que vous attendez votre plat, vous risquez de passer en mode frustration. Au contraire, choisissez une entrée avec crudités, ou crevettes… quelque chose à déguster tranquillement et qui vous calera déjà un peu.

• Pour le plat, **évitez le piège** du plat en sauce et des fritures. Prenez de la viande et demandez plutôt des légumes, du riz ou une pomme de terre au four. Et n'oubliez pas de mâcher lentement.

• **Vous n'avez plus très faim ? Arrêtez !** Oui, même au restau, vous pouvez ne pas finir votre assiette. C'est vous qui connaissez votre estomac et votre satiété !

• **Vous voulez finir sur une note sucrée ?** Évitez les crèmes brûlées et les gros gâteaux, et misez plutôt sur les sorbets. Et si vous avez envie de vous faire un joli plaisir, prenez un thé gourmand, s'il n'y a pas trop de choses dans l'assiette bien sûr !

• En sortant du restaurant, **ne culpabilisez pas**. Je l'ai déjà dit, ça pèse lourd, la culpabilité. Dites-vous que demain, vous ferez 30 minutes en plus de sport et tenez-vous-le pour dit.

Bon appétit !

En cas de coup dur : les petits messages pour se remotiver

Même si le fait de changer vos habitudes alimentaires et sportives vous semble facile, il y a toujours des petits moments de découragement, des phases de moins bien, des coups de bambou. Un gros stress au travail, un souci familial, une embrouille qui nous tombe sur le coin du museau et bam, on peut vite perdre pied. La démotivation est bien plus facile à attraper que son antonyme.
Alors, en cas de coup dur, il faut lutter.

Lire, et relire les raisons qui vous ont menée à commencer ce rééquilibrage alimentaire. Vous rappeler que vous avez déjà fourni des efforts incroyables depuis deux mois. Vous regarder à nouveau dans le miroir. Trouver le courage de continuer. Et, quand ça ne va pas, choisir un petit message clair, qui vous fasse comprendre que vous êtes formidable, pour vous mettre du baume au cœur.

Demandez aux gens qui vous soutiennent de vous décrire en une phrase. La chose la plus positive qu'ils pensent de vous. Vous aussi, notez sur quelques morceaux de papiers, les jours où tout va bien, ce que vous pensez de vous-même : que vous pouvez être fière de vous, que vous kiffez vos genoux, que bientôt, vous pourrez vous offrir cette petite robe vue en vitrine… Pliez tous ces petits mots et glissez-les dans le vase des « jours sans ».

Utilisez-le avec parcimonie. Lisez un mot à la fois, quand vous en ressentez le besoin. Souriez.

Finalement, ça va mieux, non ?
Je suis même sûre que vous pouvez trouver d'autres façons de vous encourager !

Je m'encourage !

Natation : plongez dans le grand bain !

Pour moi, la natation a plusieurs avantages. Non seulement c'est un sport qui permet de muscler tout le corps, mais en plus, dans l'eau, on se sent bien, et on sort en général d'une séance plus détendue. Alors, vous plongez ?

Pour vous convaincre et vous donner des astuces pour que vos efforts soient récompensés, j'ai demandé à Marie Naegle, maître-nageur et coach en natation, de tout nous expliquer.

Quelle nage est la meilleure pour faire travailler tous les muscles ?
Toutes les nages sont vraiment intéressantes pour solliciter les muscles. Le mieux est de les enchaîner. Non seulement elles sont toutes complémentaires pour travailler tous les muscles, mais c'est également moins routinier, moins répétitif et donc plus ludique ! Et très intéressant pour multiplier les sensations dans l'eau !

Combien de longueurs par séance ? Vaut-il mieux compter en longueurs ou en temps de nage ? Combien de séances par semaine ?
Oui il vaut mieux compter en temps de nage car tout dépend du niveau de la personne. Il faut débuter progressivement pour ne pas se dégoûter ni se faire mal. Commencez par des séances de 30 minutes puis augmentez, petit à petit, pour arriver au bout de trois semaines à faire des séances de 45 minutes à 1 heure.

Deux séances par semaine, c'est très bien s'il y a une activité complémentaire dans la semaine. S'il n'y a pas d'autres activités le top serait 3 à 4 séances de 45 minutes à 1 heure par semaine.

Est-ce que c'est mieux de nager avec des palmes ? Qu'est-ce que ça change ?
Ça fait davantage travailler les cuisses, les mollets et les fessiers donc oui, c'est intéressant !
Par contre, dans l'idéal, au cours d'une séance, il faut alterner la nage avec et sans palmes. Si on fait toute la séance avec les palmes, on va prendre en volume au niveau des cuisses et on ne rentrera plus dans nos pantalons !!
Si on alterne, on va allonger les muscles des jambes et donc les affiner.
Les palmes permettent de tonifier et muscler les fessiers, cuisses, mollets et abdominaux grâce à la résistance qu'elles offrent dans l'eau. Effet massant assuré, parfait pour les jambes lourdes. Elles permettent aussi des sensations de glisse.

L'ASTUCE QUAND ON NAGE ?

Il faut réussir à varier les allures, la dépense énergétique sera plus importante.
Il faut savoir que lorsque l'on fait du fractionné, même après la séance le corps continue à consommer des calories. Lorsque l'on n'a pas beaucoup de temps et que l'on fait des séances de 45 minutes, varier les allures est l'exercice le plus efficace pour perdre du poids.

L'ASTUCE ANTI-MAL DE DOS :

Utiliser un tuba pour garder la tête sous l'eau et rester alignée, dans le même axe que le dos.

L'ASTUCE QUAND ON NAGE AVEC DES PALMES :

S'échauffer d'abord en nageant une brasse tranquille avant d'enfiler les palmes.

L'ASTUCE POUR UN BATTEMENT EFFICACE :

Mettre de l'amplitude dans le mouvement de jambe qui part de la hanche. Pas de bruit avec les palmes, le battement doit se faire sous l'eau pour encore plus de résistance et d'efficacité !

Le témoignage d'Amélie,

34 ans, 1 fille de 6 ans

Des motivations ?

Je voulais perdre les kilos de grossesse qui restaient accrochés, et profiter de cette motivation pour perdre un peu plus et trouver celle que j'avais envie d'être. Il n'y a pas eu de déclic, surtout un constat qui s'est transformé en évidence. Je ne m'aimais pas et il fallait que ça change.
Il a juste fallu attendre que la volonté de changer mon mode d'alimentation soit ferme et définitive. Je suis persuadée que c'est la clé de la réussite, si la volonté n'est pas là, on ne tient pas sur la durée. Je faisais très peu de sport (le cours de zumba entre copines musclait plus mes zygomatiques que mes cuisses) et je mangeais des repas que je pensais équilibrés mais qui ne l'étaient pas, à cause d'une façon de cuisiner trop riche et de proportions trop grandes par rapport à mes besoins journaliers.
Mon objectif final était vraiment de me sentir mieux en me trouvant plus jolie. Je n'avais jamais été mince. J'ai toujours eu des complexes mais la vie de couple et de famille avait un peu mis mon égo de côté. Comme beaucoup de jeunes mamans, même si j'affirmais le contraire, mon bien-être n'était pas la priorité. J'avais également l'objectif de revenir à mon poids de forme. Celui qui m'avait permis d'enfiler ma robe de mariée. Je voulais raffermir ce corps un peu flasque qui n'avait jamais trop eu l'attention qu'il méritait. Je n'avais pas d'objectifs à court terme, j'étais persuadée que perdre trop vite serait perdre trop mal. J'avais vraiment peur de l'effet yo-yo.
J'ai choisi de suivre Weight Watchers®, un rééquilibrage alimentaire à points. C'est celui qui me correspondait le mieux, à moi, grande gourmande. Il me permettait aussi de ne léser personne à la maison, tout en (ré)apprenant à cuisiner et à me nourrir plus sainement.

Des résultats ?

Les résultats ont été très rapides. La première semaine j'avais déjà éliminé 1,8 kg de mon compteur. La suite serait plus lente mais la perte était significative à chaque pesée hebdomadaire. La motivation est donc restée intacte jusqu'à mon objectif.
Le principe de mon régime est assez facile à suivre et à comprendre mais se priver est toujours très dur. On mange de tout, de façon équilibrée mais fatalement en quantité moindre et moins gras, moins sucré… Le manque est là et c'est contre ce manque qu'il est très difficile de lutter. J'avais justement choisi ce régime pour que cette "frustration" soit la moins pénible possible. Je me gardais des petits plaisirs coupables tout en maintenant mon objectif.
Le mental a une part très importante dans tout rééquilibrage alimentaire. Dans cette situation, notre plus grand ennemi c'est nous-même. Il faut savoir dire non, refuser, trouver une alternative à tous les extras qui nous feraient échouer.

Des astuces, des rituels, du sport ?

Mon astuce régime ? Les collations ! Même si elles paraissent superflues, il ne faut pas les ignorer. Un fromage blanc 0 % ou un fruit avec une tasse de thé ou de café, ça peut faire la différence sur les grosses fringales à l'heure du dîner et éviter de craquer.
Mon autre astuce c'est de ne pas délaisser le goût ! Changer ses habitudes alimentaires c'est tester d'autres saveurs et ne pas hésiter à tenter de nouvelles recettes, à jouer avec les épices, les herbes aromatiques, les fruits et les légumes pour mettre du peps et de la couleur dans les assiettes.
Je n'ai pas de rituels à proprement parler. Mais en commençant un régime il me semble indispensable de reprendre une activité physique régulière.
J'ai pratiqué un peu de musculation, de gainage et tous ces petits exercices qu'on peut faire seule à la maison. Mais ce qui m'a vraiment aidée, c'est la course à pied. Quand je me suis mise à courir 500 m, 1 km, puis 3, puis 5 et plus, j'ai vu une grande différence et un changement significatif.

Et maintenant ?

En perdant du poids je me suis vue rentrer dans des vêtements que je n'aurais jamais enfilés auparavant. Se sentir à l'aise dans la taille du dessous, se trouver jolie dans des tissus plus moulants, se racheter de la belle lingerie… tout ça participe à un regain de confiance en soi qui m'a fait forcément évoluer.

Au début, on vous demandera pourquoi vous le faites. Puis on vous demandera comment vous l'avez fait.

–ANONYME–

Le DÉFI de la Semaine

Cette semaine, vous allez prendre du temps pour vous. Vraiment. Commencez par 5 minutes, puis allongez le temps.

Prenez le temps pour faire
ce que VOUS aimez faire.
Que ce soit prendre un bain,
lire un bouquin, ou essayer des fringues.

Plus on est détendue, zen et relax,
et plus un régime alimentaire
est facile à suivre.

ALORS HOP, AU DÉFI :
Coloriez une étoile à chaque jour réussi !

ASTUCE DE LA SEMAINE

Le thé vert, c'est votre ami ! Il limite l'absorption de sucres et aiderait à brûler des calories supplémentaires. Vous doutez ? Cela ne fait pas de mal d'essayer !

La TO-DO LISTE de la Semaine

- [ ] *Je me pèse. UNE fois. Une seule !*
- [ ] *Je prends mes mesures et je les note.*
- [ ] *Je fais ma liste de courses et mes menus à l'avance.*
- [ ] *Je bois de l'eau tiède avec le jus d'un demi-citron chaque matin, à jeun.*
- [ ] *J'essaie les séances de sport à la maison, sans matériel !*
- [ ] *Je continue à manger sainement.*
- [ ] *Je bois au moins 1,5 l d'eau par jour.*
- [ ] *J'essaie mon pantalon témoin.*
- [ ] *Je me brosse les dents après chaque repas.*
- [ ] *Je me couche une demi-heure plus tôt chaque soir.*
- [ ] *Je mets du rouge à lèvres !*
- [ ] *Je prends du temps pour moi !*
- [ ] *Je bois du thé vert !*

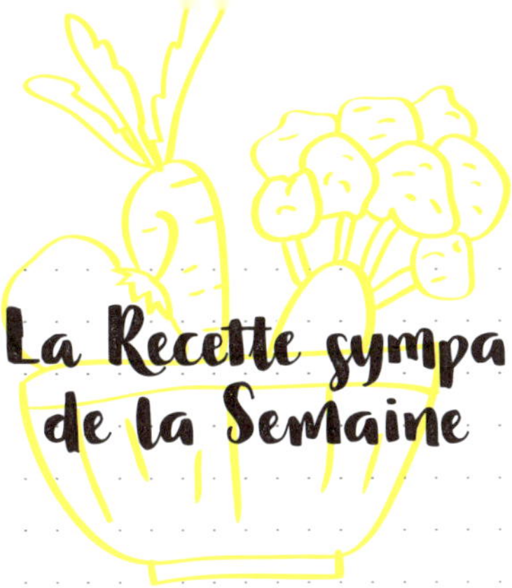

La Recette sympa de la Semaine

BŒUF HACHÉ ET RIZ AUX LÉGUMES D'AMÉLIE

POUR 1 PERSONNE

- **120 g de riz**
- **1 cube de bouillon de légumes**
- **1 courgette**
- **1 aubergine**
- **1 oignon**
- **Ail**
- **1 poivron**
- **1 c.c. d'huile d'olive**
- **Sel, poivre**
- **Piment doux**
- **150 g de bœuf haché à 5 % MG**
- **Emmental râpé ou parmesan**

1. Préchauffez votre four à 210 °C.
2. Faites cuire le riz avec un cube de bouillon de légumes.
3. Faites revenir la courgette, l'aubergine, l'oignon, l'ail et le poivron coupé en petits dés dans une poêle avec la c.c. d'huile d'olive, du sel, du poivre et un peu de piment doux.
4. Faites revenir le bœuf, salez, poivrez et ajoutez un peu de basilic et d'origan.
5. Dans un plat à gratin, superposez une couche de riz, une couche de viande hachée et une couche de légumes.
6. Dispersez une poignée de fromage râpé ou de parmesan et faites gratiner quelques minutes au four.

À titre indicatif, ce plat représente environ 350 kcal.

Pour rire un peu : les inconvénients d'une métamorphose

Voilà, ça commence à bien se voir, que votre corps change. Alors, oui, c'est chouette, c'est génial… mais attention, il y a également des inconvénients !

• Les gens auront tous quelque chose à vous dire sur votre physique. C'est sympa, mais faut bien le prendre. « **Waouh ! Mais ça te change ! Tu es magnifique !** » Euh, quoi alors ? J'étais un boudin avant ?!

• Les gens auront tous des conseils à vous donner. « Ah mais je suis une pro. **Ma cousine Ghislaine a perdu 10 kg**. Elle reniflait des pissenlits en faisant la ronde à la première rosée du matin. Essaie, j'te jure, ça fonctionne. »

• Les gens auront tous des conseils à vous demander : « **Mais c'est quoi ton secreeeeeeet ?** »

• Les gens vont être suspicieux. « Mouais. T'as fait quoi ? **Fais gaffe, hein, l'effet yo-yo, c'est pire !** » (Y'en a même sur les réseaux sociaux pour dire qu'en réalité, vous êtes photoshoppée… #TrueStory !)

• Les gens vont vouloir que vous arrêtiez. TOUT DE SUITE. « Bon, c'est bien. Mais arrête là, **t'es PAR-FAI-TE comme ça.** »

• Votre banquier va vous ennuyer : « Dites-moi, **on ne vous a pas volé votre carte bleue** ? Parce que vous n'avez jamais dépensé autant en vêtements, hein… »

• Quant à vous, en réalité, vous allez mettre du temps à vous rendre compte que **vous avez vraiment changé**… heureusement que les gens (et votre banquier !) sont là pour vous le rappeler !

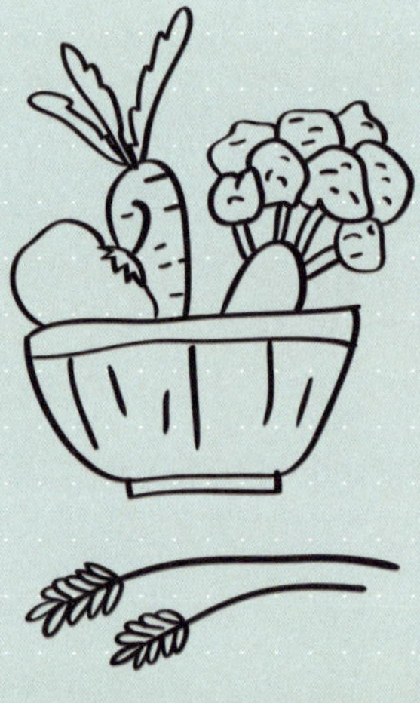

En vacances, comment on gère ?

Ah, les vacances ! Ce moment qui nous sort du quotidien, et où tout est permis ! Cette période de l'année où l'objectif est de se faire plaisir et de recharger les batteries… Est-ce que ça peut concrètement rimer avec "rééquilibrage alimentaire" ?

Il va falloir ! Si vous avez changé vos habitudes il y a déjà plusieurs mois, normalement, ça devrait le faire. À condition de ne pas totalement se laisser aller et retomber dans ses travers. Néanmoins, voici quelques pistes pour ne pas tout foutre en l'air !

Faites-vous plaisir, mais en bougeant.

Si vous profitez des apéros, restaus et autres glaces du goûter tout en faisant la crêpe sur la plage toute la journée, vous allez morfler en retrouvant votre balance à la rentrée. Profitez de vos vacances pour marcher, faire du yoga sur la plage ou découvrir de nouveaux sports… Vous aurez d'autant plus de souvenirs en revenant et pas de mauvaises surprises en vous pesant !

N'oubliez jamais que le « foutu pour foutu », c'est fini !

Ce n'est pas parce que vous avez commencé la journée au p'tit déj de l'hôtel que « tant pis, tant qu'on y est, on va tout lâcher ». Non. On peut se faire plaisir et se raisonner…

Ne laissez pas les autres vous influencer.

Oui, Tata Georgette fait des tartes au fromage à se damner, mais vous n'êtes pas obligée d'abdiquer quand elle vous oblige à en reprendre. Soyez ferme. Une part, ça vous va. Ne laissez pas les envies des autres ruiner vos efforts.

Un apéro, ça va. Trois, bonjour les dégâts.

Bien sûr, en vacances on est moins regardante au niveau de l'apéro, c'est presque même une institution ! Mais rappelez-vous le nombre de calories contenues dans une piña colada…
Sachez vous faire plaisir sans abuser !

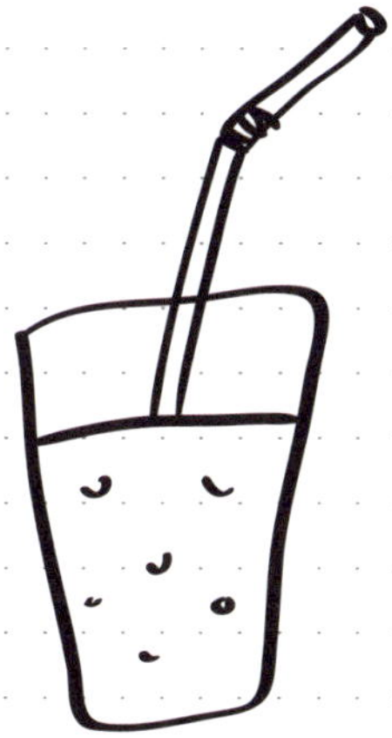

Ces jeux d'enfants qui vont vous faire bouger !

On a toutes le souvenir de nos jeux d'enfants, auxquels on participait en riant. Eh bien en réalité, ces jeux sont excellents pour les adultes que nous sommes devenues. Du cardio, de la muscu, du gainage... alors, si on s'y remettait ? Une petite recommandation cependant : on n'a plus les genoux de nos huit ans !

LA CORDE À SAUTER : vous avez un souvenir de vos couettes et vous sautant gaiement tout en chantant dans la cour de récré ? Bien. Clairement, ce n'est pas du tout comme ça que va se passer votre première fois. Désolée, mais je préfère être honnête, vous risquez de morfler. Commencez petit à petit. Si vous tenez 30 secondes, ce sera déjà bien. Mais vous verrez que bientôt, vous allez y arriver !

LE TRAMPOLINE : ah, que c'était marrant de sauter, re-sauter, sauter encore, de tenter des figures acrobatiques ! Que ce soit dans les châteaux gonflables ou sur un trampoline, on n'en avait jamais assez ! Eh bien figurez-vous que le trampoline est super bon pour bouger et transpirer ! (Sauf si vous avez de gros soucis de genoux, là, il vaut mieux éviter.)
Par contre, au bout de 5 minutes, vous risquez fort de ne plus en pouvoir, alors allez-y doucement ! Dans un premier temps, sautez simplement en voyant si vous réussissez à vous stabiliser. L'équilibre est revenu ? Alors vous pouvez faire des montées de genoux, des jumping jack (voir p. 79) et autres pieds aux fesses... Ce sera un excellent début !

LE HULA HOOP : vous avez sûrement tenté de vous déhancher pour faire tenir le cerceau le plus longtemps possible sur vos hanches ? Alors recommencez ! Le hula hoop est un excellent moyen de travailler le gainage... et de se la raconter le dimanche autour d'un barbecue avec les copains ! Et si vous trouvez ça trop fastoche, laissez-vous séduire par sa version lestée qui aura encore plus d'impact !

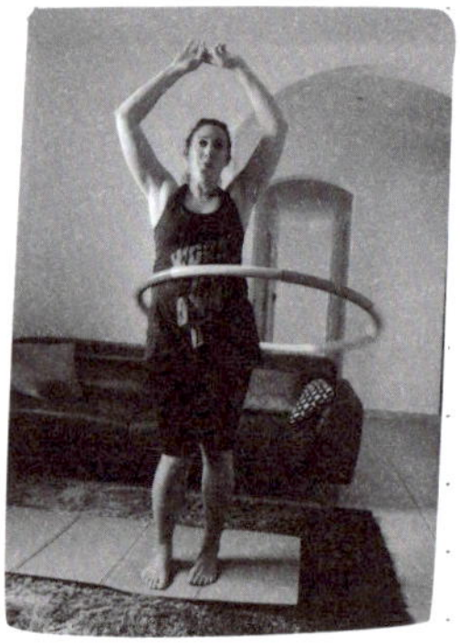

LE ROLLER : version *in line* ou quad, le roller est un très très bon moyen de faire travailler l'équilibre, le gainage, les fessiers et les cuisses ! Mais attention, pensez aux protections, ce n'est pas aussi facile que dans vos souvenirs !

5 façons de se faire plaisir

Je l'ai déjà dit à de nombreuses reprises, et je persiste et signe. On ne peut pas tenir sur la durée si on ne se fait pas plaisir. Alors comment se faire plaisir pendant un rééquilibrage alimentaire ?

On s'offre de la jolie vaisselle.
Des assiettes trop mimi choupi, des plats rigolos, des ustensiles qui pimpent la cuisine. Le visuel, c'est presque aussi important que le goût.

*

On cuisine différemment, mais en se régalant !
Qui a dit que faire un rééquilibrage alimentaire, c'était manger des trucs « bof » ? Certainement pas moi ! Alors on ouvre ses livres de recettes, on allège les matières grasses et on se fait plaiz !

*

On prend de vraies pauses repas.
La lunch box sur une table de pique-nique, avec un joli paysage, c'est quand même bien plus sympa que devant l'écran de son ordi, posée sur le bureau entre la souris et les 27 post-it® de trucs hyper urgents à finir.

*

On se trouve une activité qui nous fasse oublier de boulotter.
Le soir, plutôt que de se mettre sur le canapé à regarder la télé, s'occuper les mains pour ne pas les plonger dans le bol de cacahuètes enrobées, c'est une bonne idée. Pourquoi ne pas en profiter pour se mettre à la calligraphie, au tricot ou à la broderie ? Trouvez l'activité qui vous plaît !

*

On s'offre une douceur en fin de journée.
Un carré de chocolat, un peu de crème dans le café... Ça récompense une journée où on a fait attention à équilibrer les repas et à bouger... et ça évite les frustrations !

Le témoignage de Laëtitia,

31 ans

Des motivations ?

J'avais arrêté de fumer et pris beaucoup de poids. Je ne rentrais plus dans mon jean fétiche, et devenir une adepte du legging, ça craint ! Le déclic, ça a été quand j'ai vu sur la balance que je pesais plus que mon fiancé !

Je faisais peu de sport, voire pas du tout, et avais un gros penchant pour les pâtes carbo pleines de crème fraiche et de fromage ! Et puis on a décidé de se marier et il était hors de question que je me trouve grosse le jour de mon mariage !

Mon objectif était de perdre 10 kg dans un premier temps. Je voulais un régime rapide, alors j'ai choisi un régime assez restrictif. J'ai commencé à faire du sport en salle, une fois par semaine, mais je ne perdais qu'1 kg par mois, et moi je voulais du rapide !

La première semaine, je ne devais manger que des protéines pour "choquer le corps et informer le cerveau d'un changement radical." J'ai perdu 2 kg mais c'était hyper difficile. La suite aussi était dure. Des jours avec et des jours sans protéine, avec seulement des légumes. Ma seule gourmandise autorisée, c'était les cornichons ! Mais ça fonctionnait alors j'ai continué aussi le sport, et je suis devenue absolument addict. Il me fallait ma dose. Courir, transpirer, gainer... C'était devenu une vraie obsession.

Le miroir et la balance étaient devenus mes principaux alliés et mes pires ennemis aussi... je vérifiais tout, je me regardais sous toutes les coutures...

Des résultats ?

J'ai perdu vite, plus que ce que j'espérais... mais c'était devenu n'importe quoi. J'emmenais mes lunch box avec du blanc de dinde pour manger avec les copines. Je me privais de tout et je passais mon temps à regarder mon poids.

Et maintenant ?

J'ai repris tous les kilos que j'avais perdus. Je suis maintenant un rééquilibrage alimentaire, tranquillement, à mon rythme. J'ai eu une petite fille et sans trop faire d'efforts, juste en faisant attention, j'ai perdu quasiment tous mes kilos de grossesse. Je réintroduis le sport doucement, mais pas à l'excès, et surtout, je ne me relancerai pas dans un régime trop sévère. Par contre, je ne grignote plus entre les repas et la mayo et les sodas ont disparu de mon frigo ! Aujourd'hui, je fais attention en me faisant plaisir, et ça fonctionne plutôt pas mal !

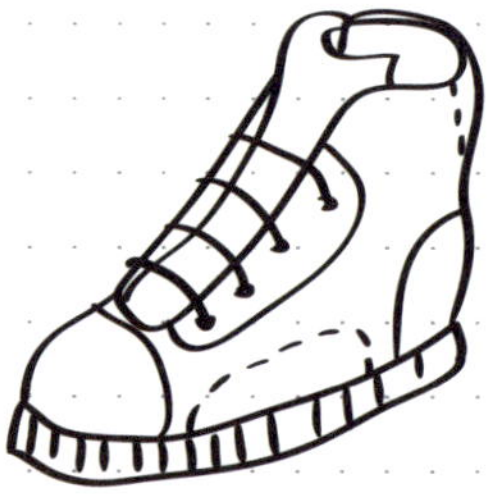

La persévérance, c'est ce qui rend l'impossible possible, le possible probable et le probable réalisé.

-LÉON TROTSKY-

Le DÉFI de la Semaine

Cette semaine, souriez aux gens.

À ceux que vous côtoyez,
mais aussi à des inconnus.
Ne vous dites pas qu'ils vous
regardent bizarrement,
ou qu'ils vous jugent.
Ils voient juste un sourire!

Essayez, ça fait plaisir!

ALORS HOP, AU DÉFI :
Coloriez une étoile à chaque jour réussi!

☆ ☆ ☆ ☆ ☆ ☆ ☆

ASTUCE DE LA SEMAINE

Vous trouvez que vos desserts ne sont pas assez remplis? Pour donner du volume à vos yaourts et compotes, ajoutez un blanc d'œuf monté en neige. La portion semblera plus grosse, et vous aurez des protéines en plus... mais sans glucides!

La TO-DO LISTE de la Semaine

- [ ] *Je me pèse. UNE fois. Une seule !*
- [ ] *Je prends mes mesures et je les note.*
- [ ] *Je fais ma liste de courses et mes menus à l'avance.*
- [ ] *Je bois de l'eau tiède avec le jus d'un demi-citron chaque matin, à jeun.*
- [ ] *J'essaie les séances de sport à la maison, sans matériel !*
- [ ] *Je continue à manger sainement.*
- [ ] *Je bois au moins 1,5 l d'eau par jour.*
- [ ] *J'essaie mon pantalon témoin.*
- [ ] *Je me brosse les dents après chaque repas.*
- [ ] *Je me couche une demi-heure plus tôt chaque soir.*
- [ ] *Je mets du rouge à lèvres !*
- [ ] *Je prends du temps pour moi !*
- [ ] *Je bois du thé vert !*
- [ ] *Je souris !*

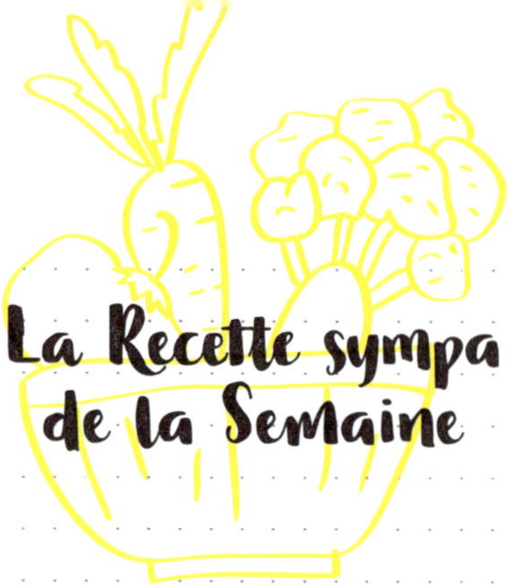

La Recette sympa de la Semaine

PÂTE À TARTE EASY

Pour ne plus diaboliser les tartes salées, en phase d'attaque, faites des quiches sans pâte. Mais sur la durée, faites-vous une petite pâte à tarte maison et une garniture pleine de légumes pour vous faire plaisir sans culpabiliser.

POUR UNE PÂTE À TARTE EXPRESS

- 250 g de farine
- 1 c.c. de sel
- 1 c.c. rase de levure chimique
- 40 cl d'huile végétale de votre choix
- 140 cl d'eau à température ambiante

Mettez le tout dans un récipient refermable, secouez vigoureusement, ouvrez et rassemblez la pâte en une boule que vous n'aurez plus qu'à étaler.

Cette pâte à tarte contient des matières grasses, oui, mais sur une part, ça n'en constituera qu'une infime partie. Et gardez en tête que nous avons besoin de consommer des bonnes graisses pour garder des neurones en bonne santé.
Pour l'appareil, mélangez 25 cl de lait avec un œuf, salez, poivrez et épicez !
Pour la garniture, à vous de voir... les légumes, le bacon et le thon sont de super alliés.

Conseils pour dégommer la cellulite

Elle nous rend la vie difficile, cette garce qui s'incruste sous notre peau ! Comment faire pour la dégommer ?

LA LOCALISER : connaître l'ennemie, c'est pouvoir la combattre plus efficacement, et la masser régulièrement.

L'AQUA-CYCLING/BIKING/GYM : les mouvements dans l'eau créent un contre-courant qui masse les muscles en activité. Bref, ça fait du bien. Donc, ça ne peut pas faire de mal !

LES VENTOUSES ANTICELLULITE : non, elles ne font pas du bien. Mais oui, elles sont efficaces... si et seulement si on les utilise rigoureusement et régulièrement. Il faut avouer qu'on a parfois tendance à vite les laisser dans un tiroir (je plaide coupable).

LE MASSAGE ANTICELLULITE : c'est cher, et ça fait mal. Avec la technique du palper rouler, les mains expertes de la masseuse vont venir casser les cellules adipeuses. Donc c'est cher, et ça fait mal, mais c'est efficace ! À vous de voir...

LA CRYOTHÉRAPIE : dans une petite cabine, on est tout à coup entourée d'une vague de froid qui atteint rapidement les - aglagla. Bon, ça n'est pas donné non plus, mais si après la première séance vous acceptez d'y retourner, bravo !

LE SPORT... : eh oui, il sert à tout, celui-là ! Marcher, bouger, se secouer le gras, ça aurait également des impacts sur la cellulite.

UN PETIT SAUNA OU HAMMAM RÉGULIÈREMENT : est-ce que c'est réellement prouvé ? Pas tout à fait. Est-ce que c'est une bonne excuse pour se faire du bien ? Absolument !

LA MÉTHODE PILATES : elle favorise la circulation du système lymphatique.

FINIR SA DOUCHE À L'EAU FROIDE : cela raffermit les capitons et en plus, ça ne coûte pas cher, alors ça se tente !

Et le meilleur conseil pour la fin : Accepter de ne pas avoir un corps au grain absolument parfait. Toutes les femmes, ou presque, ont de la cellulite. Oui, même Beyoncé !

Au secours, j'emmène les enfants au fast-food !

Même si avec le rééquilibrage alimentaire, les fast-foods remplis de gras et de calories vont vite vous débecter, il n'en demeure pas moins que c'est le petit péché mignon de nos enfants. Alors comment leur faire plaisir sans exploser votre compteur de calories de la semaine ?

• Les chaînes de fast-foods indiquent désormais les valeurs nutritionnelles de chaque burger sur leur site Internet. Un bon moyen, en amont, de privilégier le burger le moins calorique. Les idées reçues sont parfois trompeuses.

• Tous les hamburgers ne se valent pas. Si vous tenez absolument à croquer dans un sandwich, éliminez d'office ceux avec la super sauce. Optez plutôt pour un petit hamburger classique.

• À la place des frites, prenez une salade. Elles sont plutôt pas mal même si pas très grandes ! Souvent, vous pouvez également prendre des tomates cerise.

• Quoi qu'il arrive... *Vade retro* mayonnaise !!! Si vous avez besoin de sauce, choisissez plutôt le ketchup !

• Dans les enseignes qui les proposent, sachez que les potatoes sont (un peu) moins caloriques que les frites.

• Pour la boisson, c'est eau gazeuse ou plate !

Le plus équilibré, en réalité, serait pour vous de prendre un menu enfant, avec un soda light et des fruits en dessert.
Si c'est un menu fast-food devant la télé, et que vous n'êtes pas si motivée que ça pour en manger, prenez au drive les menus pour les autres, et régalez-vous d'une petite recette facile à préparer... vous aurez bien plus à manger !

Vous avez craqué et pris un menu ?
J'ai déjà dit que la culpabilité, ça pesait lourd, non ? Alors haut les cœurs ! Vous vous êtes fait plaisir... demain, on repart du bon pied ! (Lisez la page suivante, ça va vous y aider !)

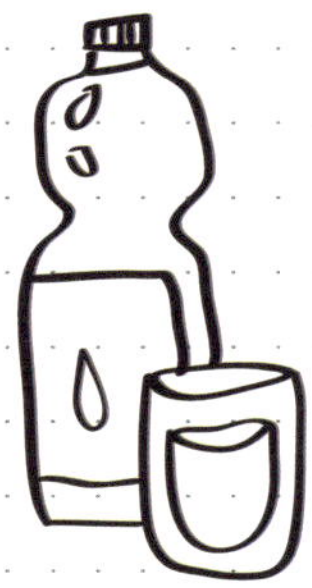

J'ai craqué ! Les bonnes raisons de se reprendre en main

"J'ai craqué, j'ai fait n'importe quoi, j'ai opté pour le "foutu pour foutu", je fais quoi ?"

S'autoflageller avec des poireaux sur la place publique n'enlèvera en rien les calories ingérées. Vous avez fait un écart aussi grand que celui de Jean-Claude Van Damme ? C'est la vie. On ne peut pas être parfait. Clairement, ce serait chiant. Par contre, il faut savoir se reprendre en main. Vous avez craqué une fois ? Pas de soucis. Avec un petit effort sportif supplémentaire, ça passera presque inaperçu.
Vous avez craqué plusieurs fois d'affilée, vous avez caché la balance au fond de la cave et vous pensez désormais à voiler les miroirs et à noyer votre culpabilité sous une tonne de crème glacée ? Là, ça ne va pas le faire.

Pensez à POURQUOI vous avez craqué.

Peut-être que ça ne va pas fort en ce moment, que vous êtes stressée, fatiguée, anxieuse... Vous savez, ses faiblesses, ses états d'âme, on les mange. On les avale en nourriture doudou, et ils pèsent bien plus lourd qu'un repas de Noël chez Tata Georgette, la reine de la pintade et des tartelettes.

Occupez-vous. Les mains, le corps, l'esprit. Sortez marcher ou courir, vous aérer. Faites du yoga si vous aimez. Faites quelque chose pour vous faire plaisir, vite. Invitez des copains à manger, racontez à vos amies vos déconvenues, faites une pause pour la soirée. Et demain, reprenez. N'attendez pas. Plus vous passez de temps sans faire attention, sans aller au sport, plus ce sera difficile de recommencer. Regardez le chemin parcouru. Ce serait dommage de tout lâcher non ?

Alors go, c'est reparti ! Vous allez y arriver.

Vous pouvez le faire, vous êtes votre meilleure alliée.

Le HIIT

Le HIIT n'est pas un exercice à proprement parler, mais une méthode d'entraînement. On en trouve plusieurs types, mais je préfère faire un mix, ou m'entraîner en HIIT Tabata.

Qu'est-ce qu'elle raconte ? Oups, reprenons. Le HIIT, qui signifie *high intensity interval training* (entraînement par intervalles en haute intensité), est LA méthode parfaite pour brûler un maximum de calories en peu de temps. Ainsi, plus d'excuses pour celles qui diraient : « Nan mais je ferais bien du sport, mais tu vois, j'ai pas de place dans mon planning... » Oust les excuses !

Comment pratiquer ?

Le but du jeu, c'est de faire autant de répétitions que possible pendant 20 secondes puis de se reposer pendant 10 secondes. Et de refaire ce cycle 7 fois (ça, c'est le protocole pour du HIIT Tabata, après, à vous de voir ce qui vous convient le mieux).
Soit vous prenez des « circuits » tout prêts qui existent sur le Net ou via des applications ; soit vous créez le vôtre. Ainsi, vous pouvez cibler vos besoins, vos envies, selon votre humeur ou votre forme.
Le HIIT est déclinable à l'infini. La seule contrainte est de toujours garder un rythme cardiaque élevé pour bien travailler.

Alors, prête à tenter ?

Un exemple de circuit ? Voilà un petit circuit de 14 minutes qui vous donnera déjà une idée !

- 20 secondes de jumping jack + 10 secondes de récup.
- 20 secondes de levers de genoux + 10 secondes de récup.
- 20 secondes de burpees + 10 secondes de récup.
- 20 secondes de mountain climbs (vous êtes en position de gainage et vous montez les genoux l'un après l'autre) + 10 secondes de récup.
- Une série à enchaîner 7 fois.

Mais vous pouvez faire du HIIT avec tout. Footing, vélo elliptique, sur un seul exercice ou plusieurs... L'intérêt, c'est qu'on fournit énormément d'efforts, mais qu'ensuite, on continue à brûler des calories même quand le corps est au repos.

Le témoignage de Sandrine,

32 ans, 1 enfant de 5 ans

Des motivations ?

Je n'ai jamais fait attention à ce que je mangeais, mais j'avais un métabolisme plutôt clément. Quand je ne rentrais plus dans mes pantalons fétiches, il me suffisait de faire attention quelques jours, de faire un peu plus de sport que d'habitude et le tour était joué. Jusqu'à ma grossesse, où alitée dès la fin du 5e mois, je me suis fait plaisir. Je mangeais (mal) pour deux. J'ai pris 30 kg sans m'en rendre compte. Je pensais les reperdre facilement, plus tard… mais au bout de deux ans, ils étaient toujours là. Je me disais que j'allais m'y mettre… et puis je repoussais le moment de commencer vraiment. J'ai enchaîné les petits régimes à la noix, les détox à la pomme et je sautais quelques repas… mais rien.

Un jour, je suis entrée dans un magasin de vêtements, et rien, absolument rien ne m'allait. J'avais l'impression d'être un boudin. Alors, j'ai décidé de faire attention à mon alimentation. J'ai choisi de compter les calories, et de regarder un peu les paquets. Je me suis aperçu que je ne mangeais que des choses grasses.

J'ai arrêté le soda, les goûters industriels, les fast-foods et les plats tout prêts. En deux semaines, la balance affichait 2 kg de moins, ma motivation, quant à elle, était au taquet. J'ai créé un groupe Facebook avec trois copines qui voulaient perdre du poids aussi. On a commencé à compter les calories et à se faire des menus à la semaine, puis à se donner des objectifs en termes de sport. Chaque semaine, on se donnait notre poid, nos mesures.

Des résultats ?

En trois mois, j'avais perdu 15 kg. La moitié de ce que j'avais à perdre. Je rentrais dans des fringues oubliées au fond de l'armoire, ma famille me félicitait. J'ai vu la lumière au bout du tunnel.

Des astuces, des rituels, du sport ?

Les copines !!! Ce sont elles qui m'ont soutenue quand j'en avais marre de mettre mon réveil le matin pour faire des exercices de muscu, elles qui m'ont félicitée quand j'y arrivais, elles qui m'ont donné des rituels avec notre pesée collective du mardi matin… sans elles, j'aurais pu céder face à la facilité des repas tout prêts. Mais on avait commencé ensemble, il nous fallait tenir le challenge !

Et maintenant ?

J'ai perdu 25 kg. Les dix suivants ont été plus cools, parce que ce sont les quinze premiers qui me faisaient me sentir mal devant le miroir. Aujourd'hui, je suis fière de ce que j'ai réussi à faire.

Je fais toujours attention, mais je me permets de craquer une soirée, une journée… Simplement notre alimentation à la maison a totalement changé, ce qui est bénéfique pour moi mais également pour mon mari qui commençait à avoir des poignées d'amour, et pour mon fils qui aura les bases d'une bonne alimentation !

J'aime la personne
que je suis devenue,
car je me suis battue
pour devenir
cette personne.

–ANONYME–

Le DÉFI de la Semaine

Pour commencer votre bilan de ces 3 mois, relisez chaque jour les bilans des deux premiers.

Réfléchissez à ce que vous avez réussi à entreprendre. Avec fierté !

ALORS HOP, AU DÉFI :
Coloriez une étoile à chaque jour réussi !

☆ ☆ ☆ ☆ ☆ ☆ ☆

ASTUCE DE LA SEMAINE

Faites vos frites au four ! Dans un saladier, mélangez vos pommes de terre découpées en frites à 1 c.s. d'huile et à une pincée de paprika doux qui leur donnera une jolie couleur. Étalez-les sur une plaque allant au four et enfournez pour 35 min de cuisson à 200 °C. On peut faire la même chose avec des patates douces ; c'est excellent et gourmand !

La TO-DO LISTE de la Semaine

- [ ] *Je me pèse. UNE fois. Une seule !*
- [ ] *Je prends mes mesures et je les note.*
- [ ] *Je fais ma liste de courses et mes menus à l'avance.*
- [ ] *Je bois de l'eau tiède avec le jus d'un demi-citron chaque matin, à jeun.*
- [ ] *J'essaie les séances de sport à la maison, sans matériel !*
- [ ] *Je continue à manger sainement.*
- [ ] *Je bois au moins 1,5 l d'eau par jour.*
- [ ] *J'essaie mon pantalon témoin.*
- [ ] *Je me brosse les dents après chaque repas.*
- [ ] *Je me couche une demi-heure plus tôt chaque soir.*
- [ ] *Je mets du rouge à lèvres !*
- [ ] *Je prends du temps pour moi !*
- [ ] *Je bois du thé vert !*
- [ ] *Je souris !*
- [ ] *Je lis les bilans des deux derniers mois.*

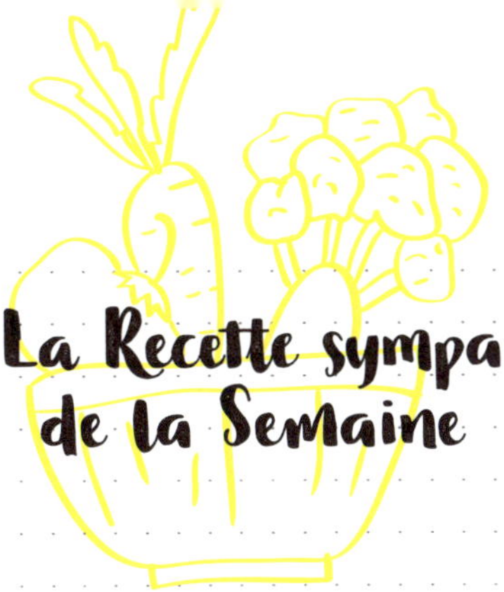

La Recette sympa de la Semaine

LA SOUPE DE CAROTTES

POUR 1 PERSONNE

- 250 g de carottes
- 1 oignon
- 1 c.c. de cumin
- 1,5 l d'eau
- 50 ml de lait de coco
- Sel, poivre

1. Faites cuire les carottes et l'oignon avec le cumin dans l'eau salée, pendant 30 min.
2. Mixez.
3. Ajoutez le lait de coco.
   Et…
   C'est déjà prêt !

Qui a dit que ce n'était pas facile de cuisiner sainement ?

LE P'TIT TRUC EN PLUS

Je rajoute une feuille de menthe dans mon mug, ça donne un goût encore plus sympa !

À titre indicatif : cette soupe représente environ 200 kcal.

La stabilisation

Yeah !!!! Vous avez atteint le poids qui vous convient, celui où vous vous sentez bien dans votre jean et surtout dans votre tête ! Bravo !!!
C'est le moment de commencer la stabilisation !

Eh oui, il est absolument hors de question de vous dire : ça y est, c'est fini, à moi les plaisirs gras, sucrés, les montagnes de crème glacée dégoulinant sous le chocolat fondu... Pourquoi ? Mais parce que cela ruinerait tous vos efforts, vous ferait tomber dans l'effet yo-yo tant redouté... et vous collerait une sacrée crise de foie par-dessus le marché !
La phase de stabilisation, c'est celle qui vous permet de maintenir le poids atteint tout en asseyant confortablement les bonnes habitudes prises pendant votre perte de poids. En gros, c'est le moment d'affirmer votre nouveau mode d'alimentation. Les fritures midi et soir, couplées à la tablette de chocolat devant la télé ? Ce n'est plus pour vous.
Si vous comptiez les points ou les calories, vous allez progressivement remonter jusqu'au nombre nécessaire à votre organisme pour être plein d'énergie.

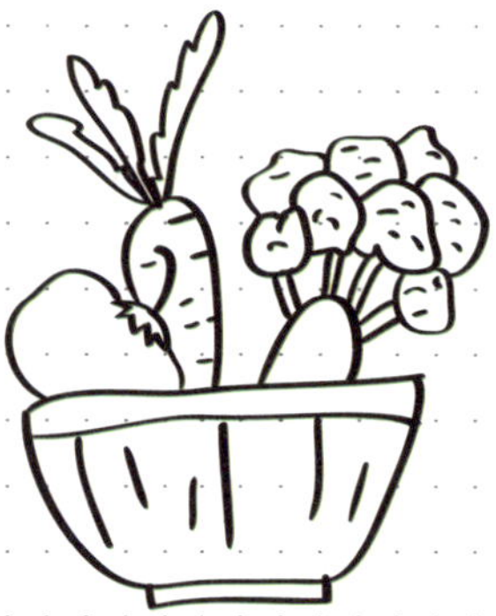

À noter : en phase de stabilisation, espacez vraiment les moments où vous vous pesez parce que les variations de poids, normales et inévitables, peuvent vite devenir anxiogènes.

Bien évidemment, vous pourrez vous offrir un peu plus de plaisirs qu'avant, mais toujours en faisant attention, en continuant le sport et en vous faisant des lendemains light après des journées plus grasses.
Les légumes sont toujours vos meilleurs amis. Et sachez-le : si les habitudes alimentaires sont bien ancrées, il n'y a aucune raison d'échouer au moment de la stabilisation.
Par contre, si vous continuez à perdre du poids, c'est peut-être que vous continuez plus sur la phase « régime » que « stabilisation ». Ne vous forcez pas à manger plus, mais augmentez quand même un peu les calories ! C'est aussi le moment, si vous preniez du light pour certains aliments, de remettre du « normal » dans vos assiettes. Miam, le fromage !!!

La détox

*Vous avez fait un gros repas d'anniversaire,
passé des vacances sans faire attention ou vécu un week-end de folie ?
Pas de stress, il suffit d'un ou de quelques jours de détox
pour que la balance ne vous inflige pas des haut-le-cœur !!!*

Première chose à faire : ne pas monter tout de suite sur la balance. Vous avez profité de quelques repas qui vous pèsent d'ailleurs un peu sur l'estomac, pas la peine de vous flinguer le moral en plus. Attendez quelques jours avant le verdict qui vous mettrait le moral dans les chaussettes.

*

Augmentez vos pauses thé. Misez sur le thé vert. Et continuez à boire de l'eau.

*

Rajoutez des soupes et des bouillons à vos repas. Un repas soupe à volonté + un fruit en dessert, et vous aurez déjà réussi à combattre un repas plus gras.

*

Allongez les prochaines séances de sport pour perdre les calories ingérées.

*

Évitez à tout prix les plats en sauce de Mamie et prenez plutôt du poisson blanc avec des légumes vapeur.

*

Ne vous dites jamais que « foutu pour foutu... », votre corps saura vous dire merci !

*

Reprenez votre rééquilibrage alimentaire du début pendant quelques jours si vraiment vous vous sentez ballonnée ou que vous avez gravement abusé. Ce n'est pas un échec, c'est une semaine qui vous fera du bien !

*

Ne culpabilisez pas. Il n'y a pas de mal à se faire du bien, surtout si vous reprenez vite le droit chemin !

Le Swiss ball

Normalement, vous avez découvert, pendant ces onze dernières semaines, les sports qui vous convenaient le mieux. Laissez-moi vous faire découvrir aujourd'hui une autre façon de faire vos exercices : le Swiss ball. Peut-être vous l'a-t-on conseillé si vous avez eu un enfant ces dernières années, pour vous asseoir et faire du bien à votre dos.

Le Swiss ball, c'est une immense bulle de chewing-gum sur lequel vous allez devoir faire les exercices déjà expliqués dans ce motivation book, avec, en plus, votre équilibre à trouver. De quoi faire travailler encore plus vos muscles profonds.

Quelques exercices pour commencer :

• En restant assise et le dos bien droit, un pied ancré dans le sol, levez une jambe, puis l'autre... puis tentez de soulever les deux pieds jusqu'à trouver votre équilibre.

• Mettez-vous à genoux sur la balle, les bras en position de gainage, et éloignez ensuite la balle avec vos chevilles. Ramenez-la, éloignez-la...

• Posez les pieds sur la balle, bras et mains au sol, et levez vos fesses. Baissez, remontez.

• Allongée au sol, tenez la balle entre vos pieds et montez-la au-dessus de vous, jambes droites. Redescendez doucement.

• Mettez-vous en position de planche, les chevilles et pieds posés sur le ballon. Gainez.

• En position de squat, prenez la balle avec vos mains et amenez-la au-dessus de votre tête. Recommencez.

Vous allez gagner en équilibre, en muscles... et en fierté ! Mais attention, si vous avez des enfants, ils vont vouloir vous la piquer !!!

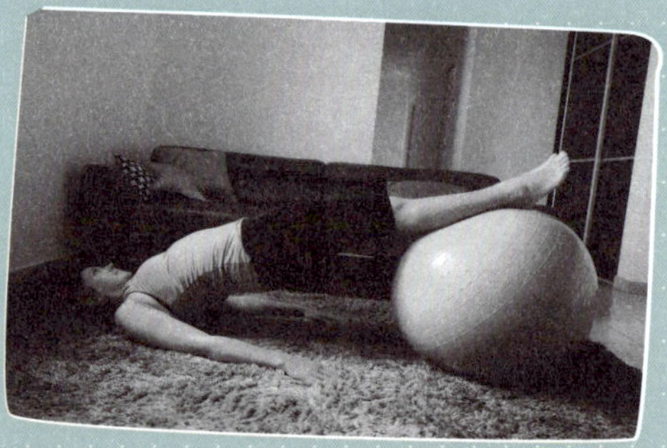

Le témoignage de…

Cette semaine, c'est à vous d'écrire votre témoignage,
vous avez bien mérité de figurer dans les pages de ce guide, non ?
Alors, racontez-moi ! Des motivations ? Des résultats ?
Des astuces, des rituels, du sport ?

Et maintenant ?

fin du troisième mois

L'heure du bilan

Calendrier REPAS

Le calendrier du "Qu'est-ce qu'on mange ?" pour prévoir ses menus à l'avance et noter à côté une petite remarque pour savoir s'ils étaient bons et rassasiants !

SEMAINE 1	Petit déjeuner	Déjeuner	Goûter	Dîner
Lundi				
Mardi				
Mercredi				
Jeudi				
Vendredi				
Samedi				
Dimanche				

SEMAINE 2	Petit déjeuner	Déjeuner	Goûter	Dîner
Lundi				
Mardi				
Mercredi				
Jeudi				
Vendredi				
Samedi				
Dimanche				

SEMAINE 3	Petit déjeuner	Déjeuner	Goûter	Dîner
Lundi				
Mardi				
Mercredi				
Jeudi				
Vendredi				
Samedi				
Dimanche				

SEMAINE 4	Petit déjeuner	Déjeuner	Goûter	Dîner
Lundi				
Mardi				
Mercredi				
Jeudi				
Vendredi				
Samedi				
Dimanche				

Calendrier de SPORT

Notez ici les jours de sport, la durée, l'intensité (de 1 à 10 par exemple).

	Semaine 1	Semaine 2	Semaine 3	Semaine 4
Lundi				
Mardi				
Mercredi				
Jeudi				
Vendredi				
Samedi				
Dimanche				

Bilan du mois 3

Avez-vous bien rempli vos défis ? Avez-vous constaté un mieux-être ? Avez-vous réussi à bouger ? C'est le moment de remplir les tableaux si vous ne l'avez pas déjà fait !

LE TABLEAU DES MESURES

	Tour de taille	Tour de hanches	Tour de cuisses	Tour de bras
semaine 1				
semaine 2				
semaine 3				
semaine 4				

LE TABLEAU DES HUMEURS ; ON NOTE SUR 5, 0 ÉTANT LA PIRE ET 5 LA MEILLEURE

	Forme générale	Humeur	Fierté ressentie
semaine 1			
semaine 2			
semaine 3			
semaine 4			

LE TABLEAU DU POIDS (OU DU NOMBRE DE KG PERDUS)

	Poids	Perte	Cumul de perte
semaine 1			
semaine 2			
semaine 3			
semaine 4			

LE TABLEAU DES DÉFIS RÉUSSIS

	Zapper le sucre	Prendre du temps pour soi	Sourire	Relire les bilans
semaine 1				
semaine 2				
semaine 3				
semaine 4				

Bilan des 3 mois

Après avoir écrit votre témoignage, vous avez déjà certainement une idée de là où vous en êtes.
Puisque vous êtes arrivée à la fin de cet ouvrage, c'est déjà que vous avez assuré (ou alors que vous commencez par la fin, coquine!) et vous pouvez être fière de vous.
Vous l'êtes, n'est-ce pas?
Allez, pas de fausse modestie entre nous!
Cela a pu vous sembler facile, affreux à d'autres moments, mais quoi qu'il en soit, ce n'est pas le moment de lâcher prise.

Ces 3 mois vous ont accompagnée pour la période la plus délicate, celle de l'acquisition des bases d'une alimentation plus saine couplée à une hygiène de vie plus sportive et à une meilleure connaissance de vous-même.

*

C'est la clé de la réussite. Croyez en vous, et la motivation suivra.

*

N'ayez pas peur d'échouer, vous vous relèverez.

*

N'hésitez pas à repartir au début de ce guide si vous en éprouvez le besoin, à vous relancer des défis, à redécouvrir les astuces.

*

Il y a toujours des améliorations à apporter, vous vous devez à vous-même de les mettre en application pour vous offrir le meilleur.

Je vous souhaite ce meilleur.

Remerciements de l'auteur

Ce livre a été une belle aventure, tout autant qu'un GROS challenge. Je lui souhaite de vous aider à vous sentir aussi belles et épanouies que vous l'êtes. Et comme il n'aurait jamais vu le jour sans quelques personnes, je tiens à les remercier. Merci à ma mère qui m'a appris à m'assumer, mais aussi à me battre pour ce que je veux, à mon petit mari d'amour qui m'aime quelque soit le poids sur la balance et les repas qu'on prépare, à mes copines d'être toujours là dans les mauvais comme dans les bons moments. Merci à vous, sur les réseaux sociaux, qui m'avez soutenue, congratulée, portée même parfois. Merci également à ceux qui se sont moqué, ça donne la gniac ! Merci à toutes celles qui ont participé dans les témoignages, ceux publiés ici et ceux que j'ai gardés pour moi mais qui m'ont bien aidée. Bien évidemment, un grand merci à Laura et à l'équipe d' Hachette Pratique pour avoir eu cette jolie idée et avoir cru en moi. Enfin, Merci à toutes celles qui feront vivre ce livre sur Internet, mentionnez-moi, je serai heureuse de le voir entre vos mains !

Cynthia

Direction Hachette Pratique : Catherine Saunier-Talec
Responsable d'édition : Stéphane Rosa
Responsables de projet : Laura Gélie-Mouliet
Responsable artistique : Nicolas Beaujouan
Préparation de copie : Emmanuelle Fernandez
Lecture-correction : Bénédicte Brun
Mise en pages : Nord Compo

Illustration de couverture © Sibylline Meynet
Illustrations : Fotolia / © zsooofija, © gmm2000, © arkadiwna, © undrey, © arkadiwna, © KatyaKatya

Fabrication : Cécile Alexandre
Responsable partenariats : Sophie Morier (smorier@hachette-livre.fr)

Dépôt légal : Janvier 2018
39343-2-9

ISBN : 978-2-01703555-8

Imprimé par INDUSTRIA GRAFICA CAYFOSA
1,335 kg

58, rue Jean Bleuzen - 92178 VANVES CEDEX

PAPIER À BASE DE FIBRES CERTIFIÉES

hachette PRATIQUE s'engage pour l'environnement en réduisant l'empreinte carbone de ses livres. Celle de cet exemplaire est de : 1,335 kg éq. CO_2
Rendez-vous sur www.hachette-durable.fr